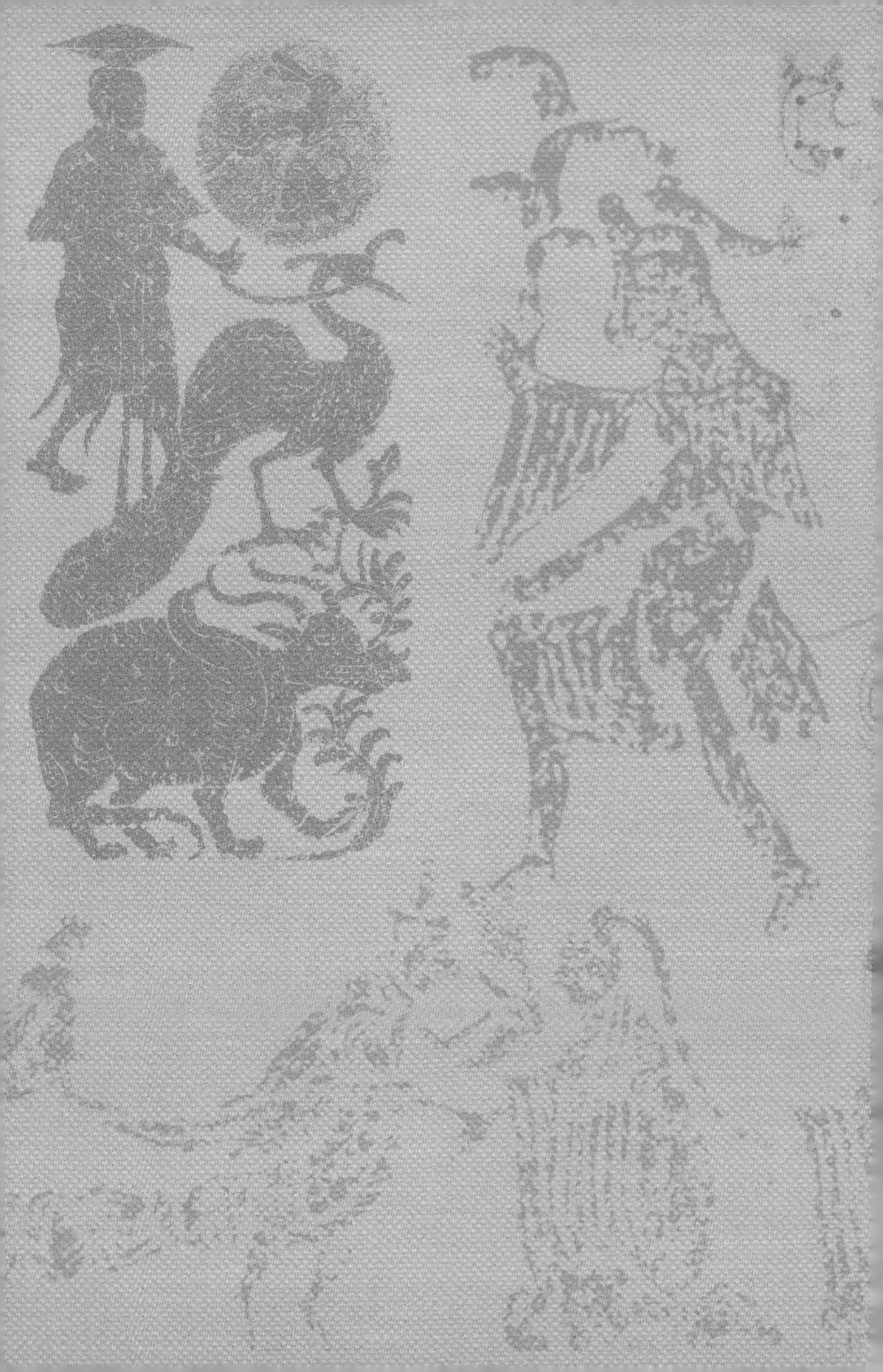

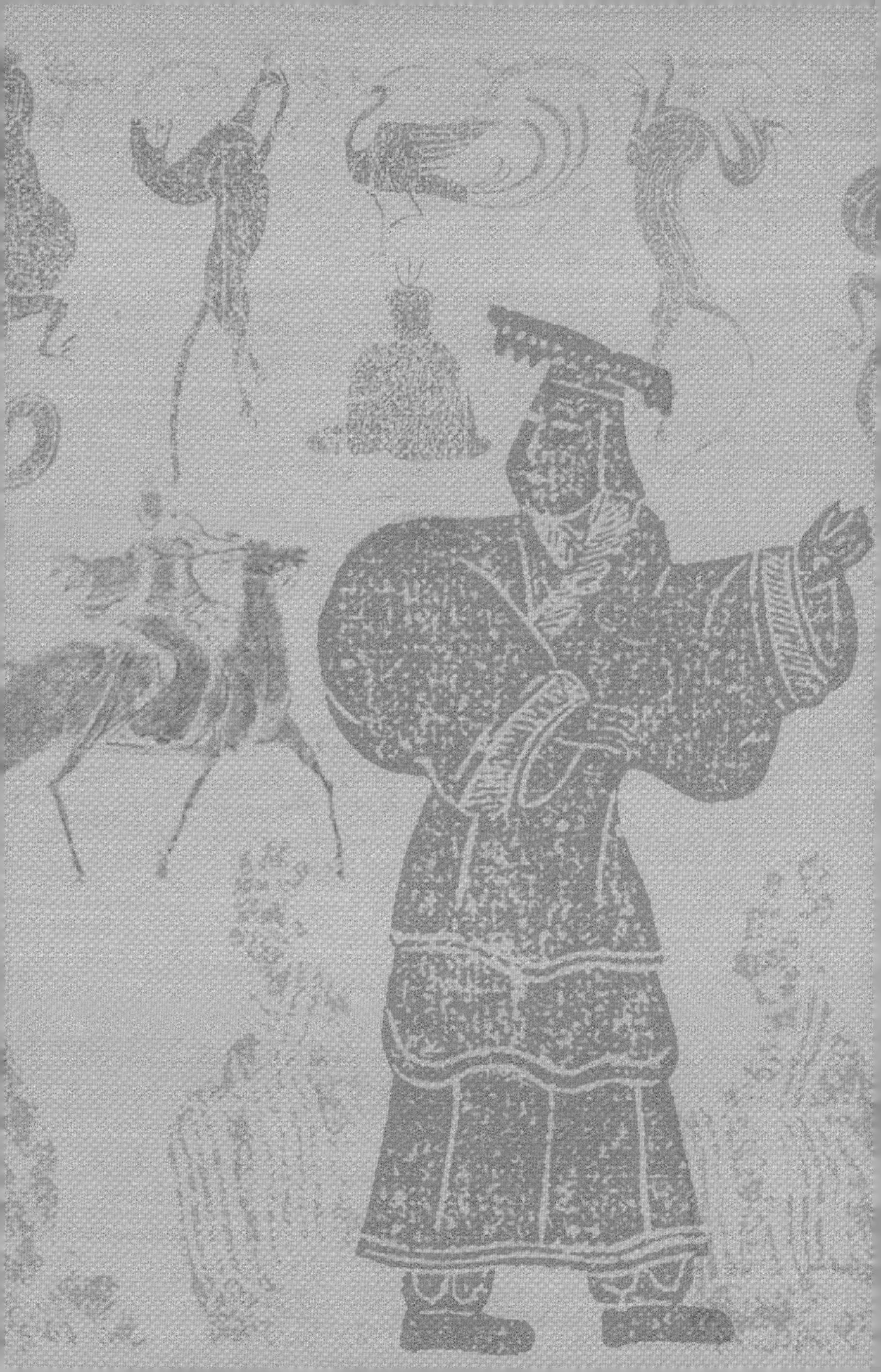

中国古医籍整理丛书

妇科良方

清·何梦瑶　辑

俞承烈　朱广亚　黄敏兰　尚素华　校注

中国中医药出版社

·北　京·

图书在版编目（CIP）数据

妇科良方/（清）何梦瑶辑；俞承烈等校注.—北京：中国中医药出版社，2015.12（2024.8 重印）

（中国古医籍整理丛书）

ISBN 978-7-5132-2956-2

Ⅰ.①妇… Ⅱ.①何… ②俞… Ⅲ.①中医妇科学-中国-清代 Ⅳ.①R271.1

中国版本图书馆 CIP 数据核字（2015）第 284090 号

中国中医药出版社出版
北京经济技术开发区科创十三街31号院二区8号楼
邮政编码 100176
传真 010 64405721
北京盛通印刷股份有限公司印刷
各地新华书店经销

*

开本 710×1000 1/16 印张 6.25 字数 29 千字
2015 年 12 月第 1 版 2024 年 8 月第 2 次印刷
书 号 ISBN 978-7-5132-2956-2

*

定价 19.00 元
网址 www.cptcm.com

服务热线 010 64405510
购书热线 010 64065415 010 64065413
微信服务号 zgzyycbs
书店网址 csln.net/qksd/
官方微博 http://e.weibo.com/cptcm
淘宝天猫网址 http://zgzyycbs.tmall.com

国家中医药管理局
中医药古籍保护与利用能力建设项目
组织工作委员会

项目专家组

顾　问　马继兴　张灿玾　李经纬

组　长　余瀛鳌

成　员　李致忠　钱超尘　段逸山　严世芸　鲁兆麟
郑金生　林端宜　欧阳兵　高文柱　柳长华
王振国　王旭东　崔　蒙　严季澜　黄龙祥
陈勇毅　张志清

项目办公室（组织工作委员会办公室）

主　任　王振国　王思成

副主任　王振宇　刘群峰　陈榕虎　杨振宁　朱毓梅
刘更生　华中健

成　员　陈丽娜　邱　岳　王　庆　王　鹏　王春燕
郭瑞华　宋咏梅　周　扬　范　磊　张永泰
罗海鹰　王　爽　王　捷　贺晓路　熊智波

秘　书　张丰聪

前言

中医药古籍是传承中华优秀文化的重要载体，也是中医学传承数千年的知识宝库，凝聚着中华民族特有的精神价值、思维方法、生命理论和医疗经验，不仅对于传承中医学术具有重要的历史价值，更是现代中医药科技创新和学术进步的源头和根基。保护和利用好中医药古籍，是弘扬中国优秀传统文化、传承中医学术的必由之路，事关中医药事业发展全局。

1949 年以来，在政府的大力支持和推动下，开展了系统的中医药古籍整理研究。1958 年，国务院科学规划委员会古籍整理出版规划小组在北京成立，负责指导全国的古籍整理出版工作。1982 年，国务院古籍整理出版规划小组召开全国古籍整理出版规划会议，制定了《古籍整理出版规划（1982—1990）》，卫生部先后下达了两批 200 余种中医古籍整理任务，掀起了中医古籍整理研究的新高潮，对中医文化与学术的弘扬、传承和发展，发挥了极其重要的作用，产生了不可估量的深远影响。

2007 年《国务院办公厅关于进一步加强古籍保护工作的意见》明确提出进一步加强古籍整理、出版和研究利用，以及

“保护为主、抢救第一、合理利用、加强管理”的方针。2009年《国务院关于扶持和促进中医药事业发展的若干意见》指出，要“开展中医药古籍普查登记，建立综合信息数据库和珍贵古籍名录，加强整理、出版、研究和利用”。《中医药创新发展规划纲要（2006—2020）》强调继承与创新并重，推动中医药传承与创新发展。

2003~2010年，国家财政多次立项支持中国中医科学院开展针对性中医药古籍抢救保护工作，在中国中医科学院图书馆设立全国唯 一的行业古籍保护中心，影印抢救濒危珍本、孤本中医古籍1640余种；整理发布《中国中医古籍总目》；遴选351种孤本收入《中医古籍孤本大全》影印出版；开展了海外中医古籍目录调研和孤本回归工作，收集了11个国家和2个地区137个图书馆的240余种书目，基本摸清流失海外的中医古籍现状，确定国内失传的中医药古籍共有220种，复制出版海外所藏中医药古籍133种。2010年，国家财政部、国家中医药管理局设立“中医药古籍保护与利用能力建设项目”，资助整理400余种中医药古籍，并着眼于加强中医药古籍保护和研究机构建设，培养中医古籍整理研究的后备人才，全面提高中医药古籍保护与利用能力。

在此，国家中医药管理局成立了中医药古籍保护和利用专家组和项目办公室，专家组负责项目指导、咨询、质量把关，项目办公室负责实施过程的统筹协调。专家组成员对古籍整理研究具有丰富的经验，有的专家从事古籍整理研究长达70余年，深知中医药古籍整理研究的重要性、艰巨性与复杂性，履行职责认真务实。专家组从书目确定、版本选择、点校、注释等各方面，为项目实施提供了强有力的专业指导。老一辈专家的学术水平和智慧，是项目成功的重要保证。项目承担单位山东中医药大学、南京中医药大学、上海中医药大学、福建中医药大学、浙江省中医药研究院、陕西省中医药研究院、河南省中医药研究院、辽宁中医药大学、成都中医药大学及所在省市中医药管理部门精心组织，充分发挥区域间互补协作的优势，并得到承担项目出版工作的中国中医药出版社大力配合，全面推进中医药古籍保护与利用网络体系的构建和人才队伍建设，使一批有志于中医学术传承与古籍整理工作的人才凝聚在一起，研究队伍日益壮大，研究水平不断提高。

本着“抢救、保护、发掘、利用”的理念，该项目重点选择近60年未曾出版的重要古医籍，综合考虑所选古籍的保护价值、学术价值和实用价值。400余种中医药古籍涵盖了医经、基础理论、诊法、伤寒金匮、温病、本草、方书、内科、外科、女科、儿科、伤科、眼科、咽喉口齿、针灸推拿、养生、医案医话医论、医史、临证综合等门类，跨越唐、宋、金元、明以迄清末。全部古籍均按照项目办公室组织完成的行业标准《中医古籍整理规范》及《中医药古籍整理细则》进行整理校注，绝大多数中医药古籍是第一次校注出版，一批孤本、稿本、抄本更是首次整理面世。对一些重要学术问题的研究成果，则集中收录于各书的“校注说明”或“校注后记”中。

“既出书又出人”是本项目追求的目标。近年来，中医药古籍整理工作形势严峻，老一辈逐渐退出，新一代普遍存在整理研究古籍的经验不足、专业思想不坚定等问题，使中医古籍整理面临人才流失严重、青黄不接的局面。通过本项目实施，搭建平台，完善机制，培养队伍，提升能力，经过近5年的建设，锻炼了一批优秀人才，老中青三代齐聚一堂，有效地稳定了研究队伍，为中医药古籍整理工作的开展和中医文化与学术的传承提供必备的知识和人才储备。

本项目的实施与《中国古医籍整理丛书》的出版，对于加强中医药古籍文献研究队伍建设、建立古籍研究平台，提高古籍整理水平均具有积极的推动作用，对弘扬我国优秀传统文化，推进中医药继承创新，进一步发挥中医药服务民众的养生保健与防病治病作用将产生深远影响。

第九届、第十届全国人大常委会副委员长许嘉璐先生，国家卫生计生委副主任、国家中医药管理局局长、中华中医药学会会长王国强先生，我国著名医史文献专家、中国中医科学院马继兴先生在百忙之中为丛书作序，我们深表敬意和感谢。

由于参与校注整理工作的人员较多，水平不一，诸多方面尚未臻完善，希望专家、读者不吝赐教。

国家中医药管理局中医药古籍保护与利用能力建设项目办公室

二○一四年十二月

许序

“中医”之名立，迄今不逾百年，所以冠以“中”字者，以别于“洋”与“西”也。慎思之，明辨之，斯名之出，无奈耳，或亦时人不甘泯没而特标其犹在之举也。

前此，祖传医术（今世方称为“学”）绵延数千载，救民无数；华夏屡遭时疫，皆仰之以度困厄。中华民族之未如印第安遭染殖民者所携疾病而族灭者，中医之功也。

医兴则国兴，国强则医强。百年运衰，岂但国土肢解，五千年文明亦不得全，非遭泯灭，即蒙冤扭曲。西方医学以其捷便速效，始则为传教之利器，继则以“科学”之冕畅行于中华。中医虽为内外所夹击，斥之为蒙昧，为伪医，然四亿同胞衣食不保，得获西医之益者甚寡，中医犹为人民之所赖。虽然，中国医学日益陵替，乃不可免，势使之然也。呜呼！覆巢之下安有完卵？

嗣后，国家新生，中医旋即得以重振，与西医并举，探寻结合之路。今也，中华诸多文化，自民俗、礼仪、工艺、戏曲、历史、文学，以至伦理、信仰，皆渐复起，中国医学之兴乃属必然。

迄今中医犹为国家医疗系统之辅，城市尤甚。何哉？盖一则西医赖声、光、电技术而于20世纪发展极速，中医则难见其进。二则国人惊羡西医之“立竿见影”，遂以为其事事胜于中医。然西医已自觉将入绝境：其若干医法正负效应相若，甚或负远逾于正；研究医理者，渐知人乃一整体，心、身非如中世纪所认定为二对立物，且人体亦非宇宙之中心，仅为其一小单位，与宇宙万象万物息息相关。认识至此，其已向中国医学之理念“靠拢”矣，虽彼未必知中国医学何如也。唯其不知中国医理何如，纯由其实践而有所悟，益以证中国之认识人体不为伪，亦不为玄虚。然国人知此趋向者，几人？

国医欲再现宋明清高峰，成国中主流医学，则一须继承，一须创新。继承则必深研原典，激清汰浊，复吸纳西医及我藏、蒙、维、回、苗、彝诸民族医术之精华；创新之道，在于今之科技，既用其器，亦参照其道，反思己之医理，审问之，笃行之，深化之，普及之，于普及中认知人体及环境古今之异，以建成当代国医理论。欲达于斯境，或需百年欤？予恐西医既已醒悟，若加力吸收中医精粹，促中医西医深度结合，形成21世纪之新医学，届时“制高点”将在何方？国人于此转折之机，能不忧虑而奋力乎？

予所谓深研之原典，非指一二习见之书、千古权威之作；就医界整体言之，所传所承自应为医籍之全部。盖后世名医所著，乃其秉诸前人所述，总结终生行医用药经验所得，自当已成今世、后世之要籍。

盛世修典，信然。盖典籍得修，方可言传言承。虽前此50余载已启医籍整理、出版之役，惜旋即中辍。阅20载再兴整理、出版之潮，世所罕见之要籍千余部陆续问世，洋洋大观。

今复有“中医药古籍保护与利用能力建设”之工程，集九省市专家，历经五载，董理出版自唐迄清医籍，都400余种，凡中医之基础医理、伤寒、温病及各科诊治、医案医话、推拿本草，俱涵盖之。

噫！璐既知此，能不胜其悦乎？汇集刻印医籍，自古有之，然孰与今世之盛且精也！自今而后，中国医家及患者，得览斯典，当于前人益敬而畏之矣。中华民族之屡经灾难而益蕃，乃至未来之永续，端赖之也，自今以往岂可不后出转精乎？典籍既蜂出矣，余则有望于来者。

谨序。

第九届、十届全国人大常委会副委员长

許嘉璐

二〇一四年冬

王 序

中医学是中华民族在长期生产生活实践中，在与疾病作斗争中逐步形成并不断丰富发展的医学科学，是中国古代科学的瑰宝，为中华民族的繁衍昌盛作出了巨大贡献，对世界文明进步产生了积极影响。时至今日，中医学作为我国医学的特色和重要医药卫生资源，与西医学相互补充、相互促进、协调发展，共同担负着维护和促进人民健康的任务，已成为我国医药卫生事业的重要特征和显著优势。

中医药古籍在存世的中华古籍中占有相当重要的比重，不仅是中医学术传承数千年最为重要的知识载体，也是中医为中华民族繁衍昌盛发挥重要作用的历史见证。中医药典籍不仅承载着中医的学术经验，而且蕴含着中华民族优秀的思想文化，凝聚着中华民族的聪明智慧，是祖先留给我们的宝贵物质财富和精神财富。加强对中医药古籍的保护与利用，既是中医学发展的需要，也是传承中华文化的迫切要求，更是历史赋予我们的责任。

2010 年，国家中医药管理局启动了中医药古籍保护与利用能力建设项目。这既是传承中医药的重要工程，也是弘扬优秀民族文化的重要举措，不仅能够全面推进中医药的有效继承和创新发展，为维护人民健康作出贡献，也能够彰显中华民族的璀璨文化，为实现中华民族伟大复兴的中国梦作出贡献。

相信这项工作一定能造福当今，嘉惠后世，福泽绵长。

国家卫生和计划生育委员会副主任

国家中医药管理局局长

中华中医药学会会长

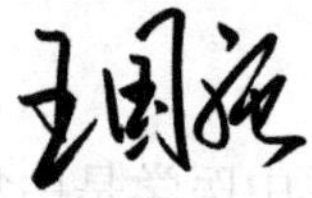

二〇一四年十二月

马序

新中国成立以来，党和国家高度重视中医药事业发展，重视古籍的保护、整理和研究工作。自1958年始，国务院先后成立了三届古籍整理出版规划小组，分别由齐燕铭、李一氓、匡亚明担任组长，主持制定了《整理和出版古籍十年规划（1962—1972）》《古籍整理出版规划（1982—1990）》《中国古籍整理出版十年规划和“八五”计划（1991—2000）》等，而第三次规划中医药古籍整理即纳入其中。1982年9月，卫生部下发《1982—1990年中医古籍整理出版规划》，1983年1月，中医古籍整理出版办公室正式成立，保证了中医古籍整理出版规划的实施。2002年2月，《国家古籍整理出版“十五”（2001—2005）重点规划》经新闻出版署和全国古籍整理出版规划领导小组批准，颁布实施。其后，又陆续制定了国家古籍整理出版“十一五”和“十二五”重点规划。国家财政多次立项支持中国中医科学院开展针对性中医药古籍抢救保护工作，文化部在中国中医科学院图书馆专门设立全国唯一的行业古籍保护中心，国家先后投入中医药古籍保护专项经费超过3000万元，影印抢救濒危珍、善、孤本中医古籍1640余种，开展了海外中医古籍目录调研和孤本回归工作。2010年，国家财政部、国家中医药管理局安排国家公共卫生专项资金，设立了“中医药古籍保护与利用能力建设项目”，这是继1982～1986年第一批、第二批重要中医药古籍整理之后的又一次大规模古籍整理工程，重点整理新中国成立后未曾出版的重要古籍，目标是形成并普及规范的通行本、传世本。

为保证项目的顺利实施，项目组特别成立了专家组，承担咨询和技术指导，以及古籍出版之前的审定工作。专家组中的许多成员虽逾古稀之年，但老骥伏枥，孜孜不倦，不仅对项目进行宏观指导和质量把关，更重要的是通过古籍整理，以老带新，言传身教，培养一批中医药古籍整理研究的后备人才，促进了中医药古籍保护和研究机构建设，全面提升了我国中医药古籍保护与利用能力。

作为项目组顾问之一，我深感中医药古籍保护、抢救与整理工作的重要性和紧迫性，也深知传承中医药古籍整理经验任重而道远。令人欣慰的是，在项目实施过程中，我看到了老中青三代的紧密衔接，看到了大家的坚持和努力，看到了年轻一代的成长。相信中医药古籍整理工作的将来会越来越好，中医药学的发展会越来越好。

欣喜之余，以是为序。

中国中医科学院研究员

马继兴

二〇一四年十二月

校注说明

《妇科良方》，原名《妇科辑要》，又名《神效妇科良方》，无单行本，约成书于1751年，分别收入《三科辑要》《医方全书》丛书之中。为清乾隆间人何梦瑶所辑。何梦瑶，字报之，号西池，晚年自称研农，广东南海云津堡人。

本书分为论证和诸方两部分。论证部分又分为经期、经行各证、经闭、崩漏、带下、瘕癥痃癖疝痞血瘀血蛊、胎前、临产、难产、产后、乳证、前阴诸证、种子论等类，各类先简述理论，然后分证细讲。诸方部分汇集前面所用方剂，简洁明了，易于掌握，便于查找，颇便临诊借鉴。

本书现存的版本有两个，即清光绪二十一年乙未（1895）广州拾芥园《三科辑要》刻本和1918年两广图书局《医方全书》铅印本。这次校注，是以广州拾芥园《三科辑要》刻本为底本，以两广图书局铅印本为主校本（以下简称“两广图书局本”）。同时参考《医碥》《医宗金鉴》《儒门事亲》等书，进行校注整理，并加简略注解。具体校注方法如下：

1. 鉴于现存的何氏《妇科良方》无单行本，故将《三科辑要》潘湛森的序作为《妇科良方》的序。

2.《三科辑要》中《妇科辑要》目录与正文全部选作《妇科良方》之目录与正文。

3. 凡目录与正文有出入处，均据正文对目录加以厘订。

4. 若疑底本有误者，原文不动，出校说明；若底本有错、脱、衍、倒或底本文义劣于校本者，据校本改、补、删、移，并出校记。

5. 异体字、避讳字、古今字径改作现代规范汉字。中医药名词术语等不规范字，均按现行规范用法径改。

6. 底本因一般笔画之误而致的错字，径改，不出校说明。

7. 底本为繁体竖排本，现改为简体横排本，原示文字前后的“右”径改作“上”。

8. 底本中夹注的双行小字，今统一改为单行小字。

9. 书中涉及药物之疑问、疑难冷僻字等，酌情加以简要注释。

10. 凡底本引用他书文献，不悖医理、文义者，不予改动。

序

尝谓学不究天人者，不足以穷医道之蕴识，不贯阴阳者，不足以造医道之深，此医道之所以必精于儒，而非肤学者之所能问津也。南海梦瑶何君夙①耽②经史，兼擅岐黄，昔尝著《医碥》一书，其根究病源，常有深透数重之见，其辨论杂症，更有不遗毫末之思，洵③足见触类旁通，无法不备矣。而其于婴科、痘科、妇科尤为研精殚④思，批郤导窾⑤，因辨症订方，辑成两卷。所载病情脉象，分条析缕，穷流塞源，实足补古人所未备，此诚活世之金丹、济人之宝筏也。兹拾芥园主人因旧刻漫灭，重刊是编，以公同好。爰弁⑥数言，俾后之读是书者当咸知先生寿世之心也乎。

光绪岁在旃蒙协洽⑦秋日谷旦番禺后学潘湛森拜序

---

① 夙（sù 素）：素常。

② 耽（dān 单）：迷恋。

③ 洵（xún 寻）：诚然。

④ 殚（dān 单）：竭尽。

⑤ 批郤（xì 系）导窾（kuǎn 款）：语出《庄子·养生主》“批大郤，导大窾”。批开关节衔接之处，其他部分就随而分解。比喻治学抓住要点，即可顺利解决问题。郤，空隙。窾，空处。

⑥ 弁（biàn 变）：书的序文，引申为作序。

⑦ 旃（zhān 毡）蒙协洽：旃蒙，天干“乙”的别称；协洽，地支“未”的别称。干支纪年是中国古代的一种纪年法，光绪乙未年，即公元1895年。

目　录

经 期

女子十四岁，冲任脉盛冲为血海，任主胞胎，详针灸经脉，而天癸至膀胱为壬水，肾为癸水，天癸者，先天肾水也。水之赤色者为血，天癸至，谓经行也，月经以时下。经血每月一下，故曰月信，信者不失其期也亦有两月一行者，名并月；有三月一行者，名居经；有一年一行者，名避年；有终身不行而孕者，名暗经。失期而或先或后，则因有病而然。

先期者大概属热，亦有寒者，更须分虚实。若下血多，色深红而浊者，为实为热，实者血有余也，芩连四物汤；若下血少，色深红而浊，则为热为虚，虚者血不足也，地骨皮饮；血滞者，姜芩四物汤；血多色清淡者，实而无热也，胶艾四物汤；血多有块，色紫稠黏腹痛者，实而兼瘀也，桃红四物汤。若血少，色浅淡而清者，为虚且寒，乃气不摄血，故先期而来，非热逼也，当归补血汤、圣愈汤。

后期亦有寒热虚实。若腹胀痛，血多色紫者，实也，热也，瘀而滞也，过期饮；血多而色淡不紫，气腥秽，腹痛不胀者，实而寒也寒滞故后期也，当归建中汤；若血少而色浅淡，腹不胀痛者，虚而寒，涩而滞也，人参养荣汤；血少而深红者，虽虚而热也，芩连四物汤。

二者均须论血色，色以红为正。若深红而紫，深紫而黑，鲜明者属热，黯晦者属寒，更以脉证参之；若淡而带白，则为寒证无疑；若黄如米泔，则为湿化。又须察其形气，为热所化，则必稠黏臭秽；为寒所化，则必清冷臭腥。若是瘀积，必见结块。若是溃败，则杂见五色，似乎疮痈之脓血。若更有脏腐尸气，且多下不止，则为危候。又须察其腹之胀痛，若经后痛者，则为气血虚弱；若经前痛者，则为气血凝滞。先胀后痛及胀多者，气滞血也；先痛后胀及痛多者，血滞气也。以此参酌，自得之矣。

忽迟忽早无定者为经乱，审其由治之。

经行各证

经行发热

由外感者，于应用方内加表药。由内伤者，加里药。又有热入血室证，小柴胡汤加归、地、丹皮，或清热行血汤。见《伤寒》少阳篇末及阳明篇。

经行身痛

若无外感，乃血脉阻滞也，于应用方内加羌活、桂枝以疏通经络。若经后去血过多者，乃血虚不荣也，大补其血。

经行腹胀痛

胀多者，加味乌药汤行其气；痛多者，琥珀散破其血；经行去血多者，当归建中汤；胞虚受寒，小腹冷痛者，大温经汤；但寒而不虚者，吴茱萸汤。

经行吐泻

脾虚者，参苓白术散。虚而寒者，理中汤。热而吐泻及因停湿伤食等证，并详《医碥》。

错经吐衄血崩

血为热迫，上壅下崩也。若去血过多，则热随血去，以补为主；若去血少，热尚未减，仍当清之，甚者三黄四物汤，轻者犀角地黄汤。

经行兼带下

不论经行时见及前后见，但臭秽黏腻者，湿热也。若形清腥秽，寒湿也，从白带门求治法。

经闭经断复来

血滞经闭

因寒者，即经所谓石瘕也。寒客子门，凝血不散，留结腹大，状如怀子，月事不下，又名血瘕。表证多者，吴茱萸汤；里证多者，琥珀散。因热者，即《内经》所谓胞脉属心络胸，胞脉闭，气上迫肺，心气不得下通，故月事不下也，乃血为热结，迫肺作咳，三和汤。大便不实者，去硝、黄。

血亏血枯经闭

经谓：二阳阳明胃也之病发心脾言心脾气郁不舒，而致胃病也。

一说胃病热，热伤脾，阴火乘心，故心脾病，女子不月依前说是胃病饮食少，血无以生也；依后说是血为热所耗也，其传为风消血虚则热，愈热愈虚，肌肤瘦削如风之消物也，息贲①者死火刑金，肺气不降，故奔迫上喘，咳嗽不已，俗所谓肺劳也。贲，奔目。此为血亏经闭也。若失血过多，血就干枯，经来渐少而闭，以致骨蒸肌热，面色枯白痿黄，毫无血色，午后两颧红赤，此为血枯经闭，乃无血可行，非有血而不行也。二证并当清热滋阴，三和汤去硝、黄。经闭久嗽成劳者，若不咳嗽，止谓之虚，必有咳嗽乃为劳。所谓内伤，以有咳嗽为重也。证见骨蒸潮热，盗汗自汗，体瘦食少，俗所谓肺劳也，按咳嗽亦有因外感风寒者，不知解邪，故久嗽不已，亦成劳，所谓伤风日久，变成劳也，俗名血风劳，详《医碥·咳嗽》。照《医碥·虚劳》用药。

经闭肿胀

先闭后肿，通经自愈，小调经散加红花、丹皮、牛膝。先肿后闭，利水自愈，茯苓导水汤。参胎前子肿及产后浮肿。

室女师道姑也尼寡妇经闭

室女年幼，气血尚未充足，常有经来数月忽止而非病者，此不必治，血充自复来。若兼见虚损形证，则为童

---

① 息贲（bēn 奔）：古病名，见《灵枢·邪气脏腑病形》等篇。此证使人呼吸迫促，故名。

劳，多属难治。此四等人常有情志不遂之病，其脉弦出寸口者是也，逍[1]遥散加香附、泽兰叶、丹皮、生地、郁金、黑栀、黄芩以清热开郁。若气血凝结，大黄䗪虫丸。人弱不任攻伐者，泽兰叶汤兼柏子仁丸，久久其血自行。

经断复来

四十九岁后，天癸绝，经已断而复来，若无他证者，乃血有余也，不必治。若因血热者，芩心丸或益阴煎。若因怒气伤肝，肝不藏血者，逍遥散。脾气虚寒不摄者，归脾汤。冲任虚损不固者，八珍汤、十全大补汤。

崩　漏

妇人行经之后，淋沥不断，名曰经漏；经血忽然大下不止，名曰经崩。多由冲任损伤、脾虚不摄、暴怒伤肝所致，治法已见上条。更有因湿热者，热用知柏四物汤或荆芩四物汤，湿用调经升阳除湿汤，以补中胜湿可也。失血过多，须大补其气血，更升举其下陷，兼固涩其滑脱。升举则补中益气汤，腹痛加芍药，有热加黄芩，无热加肉桂，咳嗽去人参，固涩则地榆苦酒煎。血崩而心腹痛甚者，名杀血心痛，乃瘀滞不散也，失笑散，先定其痛，乃随证治之。

---

① 逍：各本均作“消”，据文义改。

带下附白淫

多由湿热所化，如带而下，又带脉横束周身，诸经湿热皆得遗于带脉。而冲、任、督三脉同起胞中，络廷孔，带脉所受湿热，由之下注胞中廷孔，廷孔即溺孔之端也，故曰带下。色黄者，脾经之湿热，脾为热伤，不能运化津液，则湿盛热蒸之而成稠浊之形也。色白者，肺经之湿热，肺为热壅，不能通调水道，下输①膀胱，停为痰饮而下，古谓白痢，为热伤气分，即此义也子和谓：白赤血所化，如疮始为血，次化为脓。亦通。色赤者，热伤血分也，此与经漏无异而区别为赤带者，一以经漏不过淋沥点滴而来，此则成条如带，又此常赤白相兼，不但血分热，而且兼湿，如痢之赤白每相杂也。色青者，肝经郁热而伤脾动湿也。色黑者，肾热则水液浑浊也。凡此皆以热湿为言者也，然亦有寒湿者，或先热而后转寒，或初便是寒，由五脏气寒不运行津液，停为痰饮，不摄而下也。其辨别之法，则色鲜明、气臭秽、形稠黏者为热，色黯淡、气腥秽、形清稀者为寒也。至若内痈溃出血脓及白浊白浊有从尿窍出者，尿窍必不利，其色如米泔，此膀胱病也，与带下之尿利者不同。有从精窍出者，尿窍通利，胶黏如眵，乃胞中白淫病也，然所出不若带下之多，亦异，详《医碥·赤白浊》，皆与带下病证不同，须细辨之。湿热盛者，导水丸，微者清白散，赤加地榆、荆芥、黄芩，湿盛加二

① 输：各本均作“輸”，据文义改。

术。寒湿盛者，万安丸，微者色黄，宜四物汤加炮姜、肉桂，六君子汤，归脾汤。色青黑宜八味地黄丸，色白宜补中益气汤。凡带下久而滑者，于药中加龙骨、牡蛎、石脂等以涩之，更加升麻、柴胡以升举之。

附白浊白淫方：白淫，固精丸；白浊，威喜丸。

瘕癥痃癖疝痞血瘀血蛊

瘕癥即积聚也。男子为积，女人名癥；男子为聚，女人名瘕。脐两旁有筋突起，大者如臂，小者如指，曰痃癖。小腹高起，牵连腰胁疼痛，曰疝。痞者，痞闷不通，气之壅塞也。瘀者，血瘀腹中，未成坚块也；久则结块，而成血蛊矣。凡此多由经产、风冷外袭、生冷内伤，邪正相搏，气血结滞于腹中。察其形状，时见时散者，无形之气也；常见不散者，有形之痰食血也。痰食积滞者，乌药散加去痰消食之品；血结者，血竭散；气滞者，大七气汤、通用开郁正元散；痃癖，葱白散；疝，当归散；血瘀未成形者面色痿黄，腹胀痛，内热，晡热，尿利，矢黑，若产后恶露不行，失笑散；经闭不通，玉烛散；久成血蛊，腹大，面黄，有蟹爪纹路，桃奴散。余详《医碥》。

胎　前

经水不行，未审是胎是病，用当归、川芎各三钱为末，艾汤调下，觉腹内频动是胎，动已无损。五月以上者，验其乳头乳根必黑，乳房亦升发，且有乳汁捻之则出也。

巢氏有分经养胎之说，谓：一月名胚胎，足厥阴脉养之；二月名始膏，足少阳脉养之二脉属木，气始春也；三月名始胎，手心主脉养之；四月始受木精以成血脉，手少阳脉养之二脉属火，木生火也；五月始受火精以成气，足太阴脉养之；六月始受金精以成筋，足阳明脉养之二脉属土；七月始受水精以成骨，手太阴脉养之；八月始受土精以成肤革，手阳明脉养之二脉属金；九月始受石精以成毛发，足少阴脉养之；十月脏腑关节、人神俱备，足太阳脉养之二脉属水。此说最不经，不可泥也。

胎前用药，大概以清热养血为主，恐伤阴血也，故汗、下、利小便均禁。丹溪谓：理脾则气血易生，疏气则气血调和。母病致胎动者，但治其母；胎病致母病者，但安胎。瘦人多火，勿伤其阴；肥人多湿，勿动其痰。白术健脾消痰气壅者，可改用他品，条芩清热养阴，故为安胎要药，随证加减配用。胎不安稳，更佐以杜仲、续断、阿胶、艾叶；气盛胎高，则加紫苏、大腹皮、枳壳、砂仁。凡服药恐有伤胎者，先用罩胎饮护之，方用嫩荷叶卷而未开者，阴干为末，开水调服三钱，乃用别药无碍。

恶　阻

孕月余，时呕恶者，气血因胞结于下，下不通而上干也。无别证而不甚者，勿药，甚则随证治之。因痰者必见痰证，吐痰心烦，头目眩晕，加味六君子汤。热者烦闷，喜饮凉水，加味温胆汤。

胞　阻

腹痛在腰腹间者是，属胎气滞而作痛也，胞蒂系腰防堕，胶艾四物汤加杜仲、葱白、大豆，淋酒煎。因外感则加独活、羌活；因内热便闭，用蜜、芒硝煎服。若上在心下者，多属食滞，平胃散加草果、枳壳、神曲，便秘宜下者，加大黄，然必倍甘草，使不伤胎。在小腹下者，多因胞血受寒，或停尿作痛也。胞血受寒者，加味芎归饮；尿畜者，导赤散或五苓散。

子　肿

头面遍身浮肿，小水短者，水肿也名子肿；小水长者，气胀也名子气，胀满而喘，在六七个月间者，名子满。但两脚肿，皮肤薄而亮者，水肿之在下者也；但两脚肿而皮肤厚者，气肿之在下者也气亦能化水，然水毕竟少。水太盛儿未成形，恐防浸渍胎坏，须早治之，茯苓导水汤气胀者加枳壳，脚腿肿者加防己，喘者加苦葶苈。

子　烦

时时烦心，由胎中郁热上乘也，知母饮，热甚加犀角，气虚加人参，渴加石膏。

子　悬

胸膈胀满，曰子悬，更加喘甚者，曰胎上逼心。俱宜紫苏饮，虚加人参。

子　痫

忽然颠仆抽搐，不省人事，须臾自醒，仍如好人也。此乃肝心二经风热痰迷所致，羚羊角散。抽搐甚者，钩藤汤。若口眼歪斜，半身不遂，于中风门求之。

子　嗽

因痰者，二陈汤加枳壳、桔梗。感冒风寒者，桔梗汤。久嗽属阴虚，麦味地黄汤。

子　淋

五淋散加生地、泽泻、车前、滑石、木通，清热利水。

子　喑

孕妇声音细哑不响也非绝然无语。由胎盛阻遏少阴之脉，不能上至舌本故也。产后音自出，不必治。

转　胞[①]

四物汤加升麻、人参、白术、陈皮煎服，服后以指探吐，如是者三四次。余照《医碥·小便不通》门治之。

激　经

即胎漏，孕后复行经也。此血有余，无他证者，不必

① 转胞：妊娠小便不通。

治。若热激者，阿胶汤清之。若所下如豆汁或黄汁甚多者，恐胎枯槁而堕，宜黄芪汤或银苎酒。又有尿血证，血出尿孔，乃膀胱血热也，四物汤加血余、白茅根以凉之，此与胎漏血出人门者不同。

脏　躁

孕妇无故悲伤者是也，甘麦大枣汤，详《医碥·悲》门。

胎不安欲堕

跌扑伤胎者，芎归汤调益母丸。暴怒伤肝，房劳伤肾，致胎动欲堕者，逍遥散，六味地黄汤。母病虚弱欲堕者，十圣散。胎伤腹痛，血下者，佛手散加阿胶、蕲艾、杜仲、续断、白术、条芩；血不下者，圣愈汤加杜仲、续断、砂仁；血瘀不出者，加红花、桃仁、生蒲黄、五灵脂等。

堕　胎

孕三月未成形者，为堕胎。五七月已成形者，为小产，悉如正产调理。若堕后血下不止，面黄唇白者，脱血也，急宜独参汤以峻补其气，使无形生出有形来，且使气不随血脱，而后可以措手也。若恶血瘀滞不行，腹胁胀痛者，回生丹、益母丸，酌其缓急虚实用之。有常惯堕胎者，每如期而堕，谓之胎滑，此房劳太过，欲火煎熬所致，六味丸，酌用加味可也。

子死腹中

凡孕妇凶危之证，欲知子母存亡，但看孕妇。面赤舌青，腹冷如冰，口出秽气者，其子必死；若面青舌赤者，其母必亡；面舌俱青，口角两边流涎沫者，母子俱不能保。审知其子已死，急下之，勿使秽气恶血上冲心胸，缓下用佛手散，峻下用平胃散加芒硝，看产母之虚实酌用，再察其证之寒热为加味可也。

子啼

儿在胎中，有啼声或如钟鸣也，空房中鼠穴土同川黄连煎汤饮之自止。

胎兼瘕癥

但攻其大半即止，详《医碥·积聚》。

胎不长

孕五六个月而胎不长，由妊母虚弱也，八珍汤、六君子汤之类补之。

鬼胎

因其人思想不遂，情志相感，自身气血郁结而成，如肠覃①、石瘕之类二者详《医碥·积聚》。肠覃宜香棱丸，石瘕宜吴茱萸汤。鬼胎依此用之，若果为鬼祟所凭，加入喻嘉

---

① 肠覃（tán 谈）：古病名，出《灵枢·水胀》篇。是一种小腹内生长肿物，而月经又能按时来潮的病证。

言治祟方可也。

附梦与鬼交

寻常梦遗，见《医碥》。若鬼祟所凭者，必独笑独悲独语，如有所对，归脾汤调辰砂、琥珀末服。喻嘉言治祟方、秦承祖灸鬼法并效。

临　产

月足而产，犹瓜熟则落，自然而然，何忧何虑耶？嘱令宽心，勿致忧而气结，惊而气散，更不许收生婆妄言恐吓，及人多语杂，令其惊恐也。

胎至八九月，或十月已足，腹中痛有作有止，痛定仍如常，及痛不甚者，皆非产也。是产必痛甚，且连痛不已，并腰亦痛肾系于腰，胎系于肾也。然儿生自有其时，必儿头已正顶产门，胞破水下，谷道挺迸，目中火爆，捻其中指本节跳动，乃为产时，产母于此际努力一送，儿即出矣。若先期用力，恐儿未转身，妄行努逼，则有倒出足先出也、横生手先出也、侧产儿头虽顶产门，尚偏侧不正，止见额角也之祸。即幸免此，亦预费气力，临产时反无力推送矣。然不特用力不可早，即临盆亦不可早，恐久坐久立，亦消乏精神气力。故《达生编》[1] 此书最精，当熟读之谓：只宜忍痛正

---

① 达生编：清代早期问世的一部价值颇高的产科专著，作者亟斋居士，刊行于1715年。

身仰卧，以俟其时也或卧或行或坐，总不拘，但以适意为主，意适则血脉调和，流动而不凝滞，儿亦易于转身。如是则何难产之有？然亦有难产者，或初产之人，或虚弱之妇，或不知此而犯前项之忌，皆致难产，详后法。

难　产

交骨不开

有因气血不足者，有初次生产者，均宜开骨散通其阴气弱者加人参。

气血凝滞

有胎前喜安逸，不耐劳碌，贪眠嗜卧，以致凝滞者，有平素血液干枯，或胞浆早破，产道干涩者，滑胎煎及猪油、麻油、蜂蜜、葱白、葵子①、牛乳、滑石、当归、榆白皮之类。若是气虚力乏者，独参汤。若严寒凝滞者，紫苏、生姜煎汤熏洗腹及下体，暖即产。

横生侧生倒生

并令安心仰卧一则易于施治，一则纾②产母并胎儿之困。若久于坐立，则倒悬之儿殆矣。横倒生者，推儿手足令入，不应，则以针刺儿手足，用盐擦之，儿痛即缩上转身矣。侧生者，看其头偏拄何处，随势推正之。

---

① 葵子：冬葵子。
② 纾（shū 书）：解除。

绊肩

儿头虽正顶产门，因转身时脐带绊肩，故不得下，亦令产母仰卧，以指拨开肩上脐带即出。

坐碍

产母疲倦久坐，抵其产路而然。用长手巾一条，拴系高处，令手攀之，轻轻屈足伸舒，以开产路即下。

盘肠

儿未出，母肠先拖出也，恒有之，勿慌。俟儿出后肠仍不收，研烂蓖麻仁四十九粒涂其顶心收即去之，内服补中益气汤或八珍[①]、十全大补等[②]汤加升麻，其肠自收。

捷法：醋水各半，出产母不意，噀[③]其面背，一惊即收。

一法：煮滚醋放盆内，将肠放筛箕上就熏之即收。

胎衣不下

产后气力困乏，不能送出，别无胀痛者，独参汤及八珍汤等。外以蓖麻仁一两，捣烂，贴右足心，衣下速洗去，缓则肠亦出。若久久不出，则血入胞中，胞大难出矣。盖脐带连胞，儿出则带必坠胞，胞形如仰盂，盛聚血水胞即胀大，故难出也。或以手指顶其胞底，倾翻其血，

① 珍：两广图书局本作“珍汤”。

② 等：两广图书局本无此字。

③ 噀（xùn 讯）：喷。

或以指摸胞上口，扳开一角，倾泻其血，或以本妇头发搅其喉，使其呕恶，则气升胞举，底翻向上，其血亦倾即指顶意，并效。若血浸淫已久，渗入胞中，纵倾翻其余血，而血已渗透，胞衣必厚，此非破血不可，速用夺命散或失笑散散之，免致胀痛上攻。若为风冷所干，致血凝瘀者治同。

产门不闭

初产伤重者，浓煎甘草汤洗之。由气血不足者，十全大补汤。

子宫脱出

又名子肠不收，补中益气汤加醋炒芍药，余同盘肠法。或灸顶心百会穴数壮，或以荆芥、藿香、椿根白皮煎汤熏洗，神效。或蛇床子五两，乌梅十四个，煎汤洗之，日五六次。

产　后

血　晕

产后眩晕昏迷，有因恶血停瘀上攻而然者必非骤见，面唇必红赤，佛手散。有因人本虚弱，产时去血过多，血脱气亦随脱而然者，面唇必色白产毕即见，清魂散或独参汤频灌之，并宜频烧干漆及烧铁钉淬醋，不时熏之。

腹　痛

若恶露即恶血也，血何名恶？以应出不出，即留滞为患，故曰恶也不尽下，留瘀作痛者，必痛而胀，手按必拒，或并小腹硬实胀痛，或自下上冲心胸也。近上者，失笑散，近下者，回生丹、夺命散。若因风寒乘虚入于胞中，滞血为痛者，香桂散；腹中有块者，延胡索散，不散必成血瘕。若因伤食而痛者，必见恶食、嗳腐等证，异功散加山楂、麦芽、神曲；若因怒气肝郁，痛连两胁者，四物汤加木香、柴胡。此皆实证。若痛而不胀，喜揉按热熨，或得食稍缓者，皆属虚痛也。血虚者，当归建中汤；气虚者，四君子汤加当归、炮姜脾气虚者宜之，胃关煎肾气虚寒者宜之。

小腹痛

血块未净者，名儿枕痛。摸之有块，按之亦拒手，延胡索散。凡小腹痛，须辨小便利不利，利者为血瘀，不利者为水蓄。水蓄者，五苓散。若寒气凝滞，不治则成寒疝，吴茱萸汤。

胁　痛

左，多属肝血瘀，延胡索散；右，多属肝气滞，四君子汤加青皮、柴胡。若去血过多而痛者，八珍汤加肉桂。

心胃痛

四肢厥逆，爪甲青白者，风冷入内，气血凝滞也，大岩蜜汤。中脘痛，恶食呕吐者，食滞也，二陈汤加木香、砂仁、神曲、麦芽等。若便结尿涩，渴欲饮冷者，实热也，玉烛散。

腰痛

下注两股皆痛者，产时风冷内侵，血滞三阴经也，佛手散加独活、肉桂、续断、牛膝、防风、桑寄生。若因去血过多，三阴亏损者，六味地黄汤加桂、附、续断、杜仲。

遍身痛

去血过多者，八珍汤等，风寒外客者，加羌活、防风等表药。若面唇紫赤者，必血瘀也，四物汤加秦艽、桃仁、没药、红花。

头痛

若面色黄白，无表里证者，乃产后去血过多也详四诊，问头身，八珍汤加蔓荆子。若先见腹痛者，瘀血以渐上攻也，芎归汤。

恶露不绝

或由停瘀，零星渐下，或瘀已尽去，而冲任虚损不能收摄也。瘀者必黯浊臭秽，佛手散；不摄者必是新鲜之血，十全大补汤加阿胶、续断。

筋挛

筋脉拘挛疼痛，俗名鸡爪风，产后血亏，不能荣筋也，八珍汤加黄芪、阿胶、桂枝。兼感外风者，四物汤加柴胡、木瓜、桂枝、钩藤。

气 喘

因血脱而孤阳上越者危，独参汤加固敛之药。因瘀血上攻者，面必紫赤，夺命散，虚者人参一两，苏木二两，煎汤冲散服。

浮 肿

败血流入经络，化水而浮肿者。遍身青肿，皮如熟李，病在血分也，小调中汤调小调经散。若心胸胀满，肤胀皮厚，小水尚利者，病在气分也，枳术汤。若皮薄而亮，小便不利，卧则喘咳者，此为水肿，茯苓导水汤。

发 热

去血过多，阴虚发热者，若汗喘，则阳欲亡，急用当归补血汤。若产时伤力，劳倦发热者，补中益气汤、八珍汤。脾虚伤食发热者，异功散加消导之品。若瘀血发热，必兼腹痛，生化汤，诸去瘀药酌用。

寒 热

恶寒发热者，外感也一面恶寒，一面发热，非有先后也，四物汤加柴胡、葱白诸表药可酌用。先寒后热，或先热后寒，往来作止有定期者，疟也，多是血瘀与食滞，生化汤加柴胡、鳖甲、山楂、神曲。若无定期者，乃血气虚损，荣卫不调，阴阳相为胜复也，惟有大补气血而已。

汗

大汗不止及头汗如雨，小便全无，此为亡阳血脱，气随脱也，非大剂参、附不能回阳。若头微汗，身无汗，小便利，屎黑者，瘀血逼热上攻也，去瘀自已。小便不利而喘咳者，水气也，利水自已。若非瘀血水湿，则为阳脱之象矣。

痉

头摇喘促，汗出不止，两手撮空者必死。余详《医碥》。

抽 搐

八珍汤加丹皮、生地、钩藤钩。若搐而无力，戴眼，大汗不止者死。余详《医碥》。

不 语

有气血两虚，神识昏冒者，八珍汤加钩藤、菖蒲、远志。有瘀血冲心者，七珍散。有痰热乘心者，二陈汤加胆星、黄连。有亡血筋急，舌不能运者，四物汤。

衄血便血血崩

瘀血不下，火逼上行为衄黑色见于口鼻者，难治，用人参泽兰叶汤，多冲童便服之。若逼从大便出，芩连四物汤，芩、连俱酒炒黑用。欲止之者，更加地榆、荆芥穗微炒、升麻、棕榈皮、阿胶。脾虚不摄者，归脾汤。中气下陷者，补中益气汤。若血崩者，当峻补之，十全大补汤加阿胶、升麻、续断、枣仁、山茱萸、姜炭。若因暴怒伤肝，血妄行者，逍遥散加黑栀、生地、白茅根。因停瘀者，必多小腹胀痛，佛手散或失笑散。

谵妄见鬼

败血冲心者，小调经散。血虚神不守舍者，妙香散，当归、熟地煎汤调服，神效。

渴

气虚津乏者，生脉散；血虚者，四物汤加花粉、麦冬，甚者竹叶归芪汤。

咳　嗽

外感风寒者，旋覆花汤。阴虚火炎者，六味地黄汤加麦冬、五味。瘀血上冲者，佛手散加桃仁、杏仁、红花、川贝母、延胡索。

痢

热者清之，槐连四物汤。冷热不和者，芍药汤，坠者倍槟榔，痛加生大黄。日久虚寒滑脱者，真人养脏汤。气血大虚者，十全大补汤。若败血渗入大肠作痢者，四物汤加阿胶、地榆、血余、乌鲗鱼骨。余详《医碥》。

疟

已见上寒热条及《医碥》。

大便秘结

血枯肠燥，但用导法可也。

小便淋闭

瘀血夹热，流渗尿胞中者，四物汤加蒲黄、瞿麦、桃仁、牛膝、滑石、甘草梢、木通、木香。

小便不禁

稳婆不慎伤其尿胞者，黄芪当归散补之，引用猪草胞[①]同煎。

血败成痈

产后败血不行，荣气不从从，顺也，逆于肉理，结成痈疽者，生化汤加连翘、金银花、甘草节、乳香、没药，不可用寒药，一恐冰血，一恐寒中，难溃难敛。

产后治法总论

丹溪谓：气血两虚，唯宜大补，虽有他证，以末治之。而张子和则云：产后多瘀血证，慎不可作虚治。二说各成其是，不可偏执，何则？生产乃天地自然之理，儿出血随，亦属自然，壮健之妇，产后安然如故，岂可概称为虚？又其人脏腑素热者，产后岂必遽[②]寒？子和砖出窑仍热之说，深为得理，可概用温补之药乎！今人惟从丹溪，

① 猪草胞：猪膀胱。亦指猪胃。
② 遽（jù 具）：就。

寒凉攻逐，闻而吐舌，览子和《儒门事亲》诸案，咸疑而不信。一味温补，令热愈锢，血愈瘀，渐致肿胀喘咳，二便淋秘，骨蒸潮热，而死者多矣。已上各条证治，系从《金鉴》录出，于攻伐清凉一门，尚多未备，学者博览群书，取衷焉可也。按子和每以四物汤与凉膈散对服，又用玉烛散、导水丸、禹功散、调胃承气汤等以清之泻之，三圣散等以吐之，又常饮以冰水，无不应手取效，当细参之。

乳　证

乳不行

乳与血本一物，在上为乳，在下为月经。化生于脾，水谷之精气所酝酿而成者也，故乳之味甘。宣布于肺，故乳之色白。及其变为血，则心火之所成也，故色红。归藏于肾，故味咸。一而二，二而一者也。故经行则无乳，乳行则无经亦有并行者，则血之旺者也，荫于胎，则经乳俱不行。然则产后乳少者，其为血虚可知矣，四物汤加花粉、王不留行、通草、穿山甲，猪蹄熬汤煎服。脾虚食少者，四君子汤，并用葱白煎汤，时时淋洗乳房，以通其气血少必滞故也。若因血瘀而不行者，两乳必胀痛，涌泉散。

乳　涌

壮旺者不用治，虚者十全大补汤倍参芪气虚不摄也，过犹不及之义。

无儿食乳欲其消

麦芽炒熟煎汤，时时饮之。儿食少，而乳过多者，免怀散回之。

乳痈

乳房忽然红肿，坚硬疼痛，憎寒壮热者，乳不通而欲成痈也，乃足阳明乳房属之、厥阴乳头属之二经风热壅盛多由郁怒厚味致之。初起宜消毒饮，若寒热系由外感者，加荆芥、防风、羌活、独活，服后不消，其脓已成者，加皂角刺、穿山甲以穿发之。若溃后气血虚者，人参养荣汤，脓清不敛者，大剂参、芪、桂、附。乳痈有因其儿口气焮热，口含乳头睡着，热气吹入乳中，以致乳管不通，因而结核，名曰吹乳。于初起时，忍痛频揉，令人吮去滞乳，亦可消，否则成痈。立效散，脓成者溃，未成者消。外用南星、半夏、僵蚕、白芷、皂角刺、草乌为末，葱汁合蜜调敷。大约青皮疏肝滞，石膏清胃热，甘草节行污浊之血，瓜蒌实消肿导毒，再加没药、橘叶、皂角刺、金银花、蒲公英、当归，以少酒佐之，此治实之法也。若因虚寒而气血凝滞者证必不暴，则为乳岩之类，详下条。

乳岩

乳根结成隐核，如围棋子大，不痛不痒，肉色不变，其人或内热夜热，数年后，方从内溃出，嵌空玲珑，洞窍深陷，有如山岩，故名。由其人中气虚寒，或抑郁不舒，致气血凝滞，宜早服十六味流气饮或逍遥散，外以木香、生地捣饼敷上，热器熨之。鹿角胶一味消岩圣药，隔蒜灸亦佳。不时以青皮、甘草为末，煎浓姜汤调服亦可。宜戒七情厚味，便可消散。若溃后惟宜培补，十全大补汤、八珍汤、归脾汤、人参养荣汤酌用。

妒　乳

乳头生疮也，以鹿角、甘草为末，鸡子黄调，铜勺内炙，敷之，内服连翘散。

乳　悬

两乳细长，下垂过腹也。由瘀血上攻使然，浓煎芎归汤不时饮之，以其余滓熏嗅，则瘀散，乳即上升。不效，更以蓖麻仁捣贴顶心，收即去之。

前阴诸证

阴　肿

肝心二经火盛，湿热下流也，龙胆泻肝汤。若气虚下陷重坠者，补中益气汤。外用蕲艾、防风、大戟熬汤熏洗，更以枳实、陈皮各等分为末，炒热腾之腾谓煎滚，以其气蒸腾之也，则肿痛自消。

阴中痛

肝脾郁滞，湿热下流所致。有痛极手足不能舒伸者，内服逍遥散加丹皮、栀子，外以四物汤料合乳香捣饼，纳阴中即愈。

阴 痒

湿热生虫也，加味逍遥散加槐实、白蔹，或龙胆泻肝汤。外用蒜汤洗，再以桃仁研成膏，合雄黄末，用鸡肝切片蘸药，纳户中，俟虫钻食其肝，取出即愈。

阴 挺

阴中肉突出，状如菌如鸡冠也，或因湿热下注，或因气虚下陷，或因胞络伤损不能内系，或因分娩翻出，即㿗疝之类也。属热者必肿痛，小便赤数，龙胆泻肝汤。属虚者反是，且必重坠，补中益气汤加青皮、栀子。外用蛇床子、乌梅煎水洗，更以猪油调藜芦末敷之，必愈。若突出甚，长至数寸一尺者，名阴痔，即俗所称茄子病也，流黄水者易治湿热易去也，流白水者难治无热属虚，故难治也。乌头烧存性，酽醋熬熏，内服逍遥散、补中益气汤、归脾汤，酌其虚实用之。

阴 疮

亦肝脾郁火，湿热下流，久而生虫，虫蚀成疮，脓水淋漓，时痛时痒，常觉虫行，小腹胀闷，尿赤频数也。肿痛者，四物汤加柴胡、栀子、龙胆草。溃烂出水者，加味逍遥散。重坠者，补中益气汤。

阴　冷

艰于受孕，宜八味地黄丸，外以远志、干姜、蛇床子、吴茱萸各等分为末，棉裹纳阴中，日二易。

阴　吹

阴中时时出气有声也，由胃中谷食盛，故分泄于前阴。用妇人发一团洗净，猪膏煎化服之，导病从小便出，此《金匮》方。若气虚下陷者，四君子汤加升、柴提之。

交接出血

由阴络伤损，血本不固，交接则肝火动而疏泄也，归脾汤加伏龙肝煎服，或以桂心、釜底黑二味为末，酒冲服方寸匕自愈。有热者，前汤加胆草、黄芩、柴胡、栀子。

种子论

此书不载种子方法，何也？曰种子方法，只寡欲多男一句可了，其余慎起居、节饮食、调性情、适寒温，自是养身常道，固不单为种子言也。夫药以治病，无病何用药？设有病，则寒热虚实，证亦纷然莫纪，古今医方尚不可尽，而欲以印板数方治之且种之，不亦挂一漏万乎？且种子诸方，例用温补，而张子和谓吐、汗、下三法，行则天下无不孕之妇。然则何方不可种子，而拘守一途也，不载之载，其载毕矣。

张子和云：妇人无病而无子，经血如常，或不调者，乃阴不升阳不降即心火肾水不交也，有所滞碍也。可用独圣散吐痰二三升火热必生痰，后用禹功散或无忧散泻三五行，或十余行以去肠胃之积，次吃葱醋白粥三五日，胃气通畅，可服玉烛散，助以桂苓白术丸、散，降心火，益肾水，水火相济，不数月必有孕也。一妇梦与鬼交，及见神堂阴府舟楫桥梁，如此十五六年不孕，灸穴万千，黄瘦发热引饮，中满足肿饮多，小便不利也，此阳火盛于上，阴火盛于下。鬼神者，阴之灵，神堂者，阴之府，舟楫桥梁者，水之用火盛则魂动而多梦，其火本肾经相火，肾为阴，故梦鬼神，肾属水，故梦舟梁也。上焦阳火，乃艾灸所生，后起者耳。两手寸脉皆沉伏，知胸中有痰也痰在内，故沉伏。凡三涌三湿三汗，不旬日而无梦，一月而有孕。又一卒妻，心下有冷积如覆杯，按之有水声，卒虑无子，欲出之。以三圣散吐涎一斗，次服白术调中汤、五苓散，后服四物汤和之，不再月而孕。故曰用吾三法，无不子之妇。又云：病久否[1]闭，忽得涌泄，气血冲和又云中脘和畅。心肾交媾，阳事必举。子和此义精矣，录之以开拓学者心胸。喻嘉言云：经云阴平阳秘，可见阳之秘密不泄，由于阴之和平，盖阳根于阴，培阴所以培阳之基也水足则火不易动，肾之闭藏有权，则肝不得而轻泄也。今人以热药劫阴，托名脐带胎发，实用炼过硫黄在内服之，阳虽坚壮，未几燥病百出。有伤脑而精流不止者，盖脑为髓海，

① 否：同“痞”。

脑热而通身之髓尽奔也。有脑热蒸涕，黄浊透入板壁，刬[1]削不除，热极生风，竟至不起者。有病消渴，医令服六味地黄汤，千剂始愈者。又有用麝香、硫黄、附子等热药，加艾火蒸脐者。以是种子，有速毙耳。又云：一友继室，身体肥盛，经候亦调，从未孕育。盖体肥者，血虽旺而气不流也，地体厚重，得大气以运之，则生机不息。若重阴沍[2]寒之区，天日之光不显，则物生实罕。昔湖阳公主，体肥难产，医为制枳壳、厚朴等耗气之药，名曰瘦胎饮，服数十剂，而临产顺利。盖肥满之躯，胎处其中，全无穴隙，以故伤胎之药，止能耗其外之气血，而不能伤其内之胎元，此用药之妙也。今仿其意而制方，不用补气之药，而用耗气之药耗气犹云行气耳，以助其流动，岂杜撰乎？又《金鉴》云：妇人肥盛多不孕，以脂膜塞闭子宫也，以涤痰汤送涤痰丸。此皆至论，医者所当知。

诸　方

四物汤

地黄或生或熟　芍药或白或赤　当归各二钱　川芎一钱

水煎服。

芩连四物汤即四物汤加黄芩、黄连

---

① 刬（chǎn 产）：铲平。
② 沍（hù 互）：冻结。

姜芩四物汤即四物汤加姜黄、黄芩、延胡索、香附、丹皮

桃红四物汤即四物汤加桃仁、红花

知柏四物汤即四物汤加知母、黄柏

荆芩四物汤即四物汤加荆芥、黄芩

胶艾四物汤即四物汤加阿胶、艾叶、甘草

地骨皮饮即四物汤加丹皮、地骨皮

玉烛散即四物汤加大黄、芒硝、甘草

三黄四物汤即四物汤加大黄、黄芩、黄连

当归补血汤

当归三钱　黄芪蜜炙，一两

水煎服。

圣愈汤

熟地酒拌，蒸半日　白芍酒拌　川芎　人参各七钱五分　当归酒洗　黄芪炙。各五钱

水煎服。

过期饮

熟地　白芍炒　当归　香附各二钱　川芎一钱　红花七分　桃仁泥六分　蓬莪术　木通各五分　甘草炙　肉桂各四分　木香八分

水二钟，煎一钟，食前温服。

当归建中汤

当归一两　白芍二两　肉桂一两　甘草炙，七钱　饴糖

上㕮咀，每服三钱，加生姜、枣，水煎，空心服。

人参养荣汤即十全大补汤去川芎，加陈味①

小柴胡汤

柴胡　黄芩　人参　半夏　生姜　大枣　甘草

清热行血汤

桃仁　红花各一钱　丹皮　五灵脂　生地各一钱　甘草五分　穿山甲　赤芍各一钱

水煎服。

加味乌药汤

乌药　缩砂仁　木香　延胡索　香附制　甘草　槟榔各等分

上细剉，每服七钱，生姜三片，水煎温服。

琥珀散

三棱　莪术　赤芍　当归　刘寄奴　丹皮　熟地　官桂　乌药　延胡索各一两

上前五味用乌豆一升，生姜半斤切片，米醋四升，同煮，豆烂为度，焙干，入后药，同为末。每服二钱，温酒调下，空心食前服。

大温经汤

吴茱萸汤泡　丹皮　白芍　人参　肉桂　当归　川芎

① 味：此下原有“十全方见第八十二页”等字，今因页码已变，故删。

阿胶碎炒　甘草炙。各一钱　麦冬去心，二钱　半夏二钱五分

上加生姜水煎，食前服。

吴茱萸汤

当归　肉桂　吴茱萸　丹皮　半夏制　麦冬各二钱　防风　细辛　藁本　干姜　茯苓　木香　炙甘草各一钱

水煎服。

理中汤

白术　人参　干姜　甘草炙。各一钱

上剉，水煎服。

参苓白术散

人参　白术土炒　茯苓　山药炒　甘草　莲肉去心　白扁豆炒。各钱半　陈皮　薏仁炒　砂仁　桔梗各八分

上为细末，每服二钱，姜枣汤调服。

犀角地黄汤

芍药七钱五分　生地半斤　牡丹皮一两，去心，净，酒浸　犀角一两，如无，以川升麻代

上㕮咀，每服五钱，水煎服。有热如狂者加黄芩二两。

三和汤

当归　川芎　大黄　朴硝　白芍　地黄　黄芩　栀子　连翘　薄荷　甘草各等分

上剉，每服八钱，水煎服。

小调经散

白芍　当归　没药　琥珀　桂心各一钱　细辛　麝香各五分

上为末，每服五分，姜汁、温酒各少许调服。

茯苓导水汤

茯苓　槟榔　猪苓　缩砂　木香　陈皮　泽泻　白术　木瓜　大腹皮　桑白皮　苏梗各等分

上加姜煎服。胀加枳壳，喘加苦葶苈子，腿脚肿加防己。

逍遥散

当归酒炒　白芍酒炒　白茯苓　柴胡各一钱　甘草五分，炙　白术一钱，土炒

水一盏半，加薄荷、煨姜煎服。

加味逍遥散即前方加丹皮、栀子

大黄䗪虫丸

大黄　赤芍　生地　桃仁　杏仁　干漆　甘草　䗪虫　虻虫　蛭虫　蛴螬　黄芩各等分

上末，炼蜜丸，每服丸数，量虚实增减。

泽兰叶汤

泽兰叶三两　当归　白芍各一两　甘草五钱

上为粗末，每服五钱，水二盏，煎一盏，温服。

柏子仁丸

柏子仁炒，另研　牛膝酒洗　卷柏各五钱　泽兰叶　续断各三两　熟地三两五钱，酒浸半日，石臼内杵成膏

上为细末，炼蜜丸如桐子大，空心米饮下三十丸。

芩心丸

用黄芩心枝条者三两，米泔浸七日，炙干，又浸又炙，如此次。上为末，醋丸如桐子大，每服七十丸，空心温酒送下，日进二服。

益阴煎

生地三钱　知母　黄柏各二钱　龟板四钱，醋炙　缩砂仁　甘草炙。各一钱

上剉，水煎服。

归脾汤

人参　黄芪炙　白术土炒　茯神　当归　龙眼肉　远志去心　枣仁炒。各一钱　木香五分　甘草炙，五分

剉，姜、枣，水煎服。

调经升阳除湿汤

黄芪　苍术　羌活各一钱五分　防风　藁本　升麻　柴胡　甘草炙。各一钱　独活五分　蔓荆子七分　当归

㕮咀，水五大盏，煎至一大盏，去滓，稍热服，空心

服毕，待少时以早膳压之。

补中益气汤

黄芪　人参　白术　甘草炙。各一钱　当归　陈皮各七分　升麻　柴胡各三分

上剉，姜、枣，水煎服。

地榆苦酒煎

地榆一两

醋煎露一宿，次蚤[1]温服，立止。止后随证调治之苦酒，即醋也。

导水丸

牵牛头末　滑石水飞　黄芩　川大黄

上末，蒸饼为丸，量虚实服。

清白散

当归　黄柏盐水泡　白芍炒　樗[2]根皮酒炒　生地　川芎　贝母各一钱　炮姜　甘草各五分

上剉，生姜三片，水煎服。一方无樗皮、贝母，有椿皮。

万安丸

牵牛头末　胡椒　木香　石茴香各等分，焙

① 蚤：通“早”。《史记·仲尼弟子列传》：“回年二十九，发尽白，蚤死。”

② 樗（chū 出）：臭椿。

上末，水泛为丸，量虚实服。

四君子汤

人参　白术土炒　茯苓各二钱　甘草一钱

上剉，姜、枣，水煎服。

六君子汤即四君子汤加陈皮、半夏

异功散即四君子汤加陈皮

八味地黄丸

熟地八两　萸肉四两　淮山药四两　丹皮　泽泻　白茯苓各三两　附子制　肉桂各一两

炼蜜丸梧子大，盐汤下。

固精丸

牡蛎煅粉　菟丝子酒蒸，焙　韭子炒　龙骨　五味子　白茯苓　桑螵蛸酒炙　白石脂各等分

上为末，酒糊丸如桐子大，每服七十九丸，空心米汤下。

威喜丸

白茯苓四两，去皮作块，用猪苓二钱五分，同于磁器内煮二十余沸，出，晒干，不用猪苓　黄蜡四两

上以茯苓为末，炼黄蜡为丸如弹子大，空心细嚼，满口生津，徐徐咽服，以小便清为度。忌米醋，只吃糠醋，忌动气。

乌药散

乌药　莪茂①　桂心　当归炒　桃仁　青皮　木香各等分

上为末，每服二钱，热酒调下。

血竭散

真血竭如无，紫矿②代　当归　赤芍　蒲黄　延胡索

上等分，碾细频筛，再研，取尽为度。每服一钱，用童便合好酒半大盏煎一沸，温调下。方产下时一服，上床良久再服，其恶血自循经下行，不致冲上，免生百病。一方加桂心。

大七气汤

三棱　莪茂各煨切　青皮去瓤　陈皮去白　木香　藿香　益智仁　桔梗　肉桂　甘草炙。各七钱五分

上㕮咀，每服五钱，水二钟，煎至一钟，食前温服。

开郁正元散

白术　陈皮　青皮　香附　山楂　海粉　桔梗　茯苓　砂仁　延胡索　麦芽炒　甘草炙　神曲炒。各等分

上剉，每服一两，生姜三片，水煎服。

葱白散

当归　熟地　赤芍　川芎　人参　茯苓　枳壳　肉桂

---

① 莪茂：莪术。
② 紫矿：为紫胶虫科昆虫紫胶虫在树枝上所分泌的胶质。

厚朴　干姜　木香　青皮　莪茂　三棱　茴香　神曲　麦芽　苦楝子各等分

上末，加葱白三寸，食盐五分，煎服三钱。大便结燥，去盐，加大黄。便自利加诃子。

当归散

当归　川芎各二钱　鳖甲三钱，醋炙　吴茱萸　桃仁十五粒　赤芍　肉桂各一钱　槟榔　青皮各八分　木香　莪茂　川大黄各七分

上为末，每服一钱，水一盏，入干胭脂一钱同煎六分服，食后。

失笑散

五灵脂　蒲黄各等分

为末，先用酽醋调二钱熬膏，入水一盏，煎至七分，食前热服，良验。

桃奴散

桃奴[1]炒　雄鼠粪炒，两头尖者是　延胡索　五灵脂　肉桂　香附炒　砂仁　桃仁各等分

为末，每服三钱，酒调下。

加味六君子汤一方多旋花一味

人参　白术土炒　茯苓　陈皮　半夏制。各一钱五分　甘

---

① 桃奴：瘪桃干。

草炙，五分　藿香　枇杷叶炙。各一钱　缩砂仁　枳壳炒。各八分

上㕮咀，加生姜煎服。

加味温胆汤

陈皮　半夏制　茯苓各一钱　甘草炙，五分　枳实　竹茹　黄芩各一钱　黄连八分　麦冬二钱　芦根一钱

上㕮咀，姜、枣，煎服。

平胃散

厚朴姜汁炒　苍术米泔浸，炒　陈皮　甘草炙

上为末，每服三钱，加姜煎服。

佛手散

川芎二两　当归三两

上为细末，每服二钱，水一盏，酒二分，煎七分，温服。

芎归汤即佛手散不为末耳

加味芎归饮

川芎二钱　当归五钱　人参一钱　吴茱萸五分　阿胶二钱　蕲艾八分　甘草炙，五分

上㕮咀，水煎服。

导赤散

生地三钱　木通二钱　甘草梢一钱　灯心一团

煎服。

五苓散

白术　茯苓　猪苓　泽泻各二钱五分　桂三分

上剉，作一服，水煎服。

知母饮

知母　麦冬　甘草各五钱　黄芪　子芩　赤苓各七钱五分

上㕮咀，每服四钱，水一盏，煎至七分，去滓，入竹沥一合①，温服。

紫苏饮

当归　川芎　白芍各二两　陈皮　苏茎叶　大腹皮各一两　甘草五钱，炙　人参量虚实用

上㕮咀，每服五钱，水二盏，生姜五片，煎一盏，去滓，日进二服。有热加黄芩、竹茹，烦加羚羊角，有食加山楂、神曲。

羚羊角散一方无归芎二味

羚羊角镑　独活　酸枣仁　五加皮　防风　薏苡仁　杏仁　当归酒浸　川芎　茯神去木。各五分　甘草　木香各二分

上㕮咀，加生姜五片，煎服。

钩藤汤

钩藤钩　当归　茯神　人参各一两　苦桔梗一两五钱　桑

---

① 合（gě 葛）：旧容量单位，十分之一升。

寄生五钱

上为粗末，每服五六钱，水二盏，煎一盏，去滓温服，无时。忌猪肉、菘菜。烦热加石膏二两半，临产月加桂心一两。

二陈汤

半夏姜制，二钱　陈皮去白　茯苓一钱　甘草五分

加姜煎。

桔梗汤一方多杏仁、百合、前胡三味

天冬去心　赤苓各一钱　桑皮　桔梗　紫苏各五分　麻黄去节，三分　贝母　人参　甘草炙。各二分

加生姜，水煎服。

麦味地黄汤

熟地四钱　山萸肉二钱　山药二钱　五味子十二粒　泽泻　茯苓　丹皮各一钱五分　麦冬二钱

㕮，水煎服。

五淋散

赤芍　山栀子各二钱　赤苓一钱二分　当归一钱　子芩六分　甘草五分

水煎服。

阿胶汤《金鉴》论激经属热者阿胶汤，方用四物加阿胶、黑栀、侧柏、黄芩，与此异，须辨

阿胶炙燥　熟地焙　艾叶微炒　川芎　当归切片　杜仲去

粗皮，炙　白术各一两

上㕮咀，每服四钱，水一盏半，枣三枚，擘破，同煎至八分，去滓，食前服。

黄芪汤

糯米一合　黄芪二两　川芎一两

上细剉，水二大盏，煎至一盏，温服。一方无川芎。

银苎酒

苎麻根二两　纹银[1]五两　清酒一盏

上以水二大盏，煎至一大盏，去滓，分温二服。

甘麦大枣汤

甘草三两　小麦一升　大枣十枚

上以水六升，煮取三升，分温三服，亦补脾气。

益母丸

益母草五月五日、六月六日采之，阴干，忌铁

上一味，以石器碾为细末，炼蜜丸弹子大，每用一丸，童便、好酒各半，研化服之。

六味地黄汤

熟地八钱　山萸肉　山药各四钱　丹皮　泽泻　茯苓各三钱

上清水煎服。

---

① 纹银：清代标准官银。

十圣散

人参　黄芪　白术　熟地　砂仁各五分　甘草炙　当归　川芎　白芍炒。各一钱　川续断八分

剉，水煎服。

回生丹

锦纹大黄一斤，为末　苏木三两，打碎，用河水五碗，煎汁三碗，听用①　大黑豆三升，水浸取壳，用绢袋盛壳，同豆煮熟，去豆不用，将壳晒干，其汁留用　红花三两，炒黄色，入好酒四碗，煎三五滚，去渣取汁听用　米醋九斤，陈者佳

将大黄末一斤入净锅，下米醋三斤，文火熬之，以丧木②箸，不住手搅之，成膏再加醋三斤熬之，又加醋三斤，次第加毕，然后下黑豆汁三碗，再熬，次下苏木汁，次下红花汁，熬成大黄膏。取入瓦盆盛之，大黄锅巴亦铲下，入后药同磨。

人参　当归酒洗　川芎酒洗　香附醋炒　延胡索酒炒　苍术米泔浸炒　蒲黄隔纸炒　茯苓　桃仁去皮尖油。各一两　川牛膝五钱，酒洗　甘草炙　地榆酒洗　川羌活　广橘红　白芍酒洗。各五钱　木瓜　青皮去瓤，炒。各三钱　乳香　没药各二钱　益母草三两　木香四钱　白术米泔浸炒，三钱　乌药二两半，去皮

---

① 听用：备用。

② 丧木：疑为“桑木”。

良姜四钱　马鞭草五钱　秋葵子三钱　熟地一两，酒浸，九坎①蒸晒，如法治就　三棱五钱，醋浸透，纸裹煨　五灵脂五钱，醋煮化，焙干研细　山萸肉五钱，酒浸蒸捣

上三十味并前黑豆壳共晒为末，入石臼内，下大黄膏拌匀，再下炼熟蜜一斤，共捣千杵，取起为丸，每丸重二钱七分，静室阴干，须二十余日，不可日晒，不可火焙。干后只重二钱有零，铄②蜡护之，即蜡丸也。用时去蜡壳，调服。

八珍汤

人参　白术土炒　茯苓　甘草　熟地　当归　川芎　白芍各等分

加姜枣煎服。

香棱丸

木香　丁香各五钱　枳壳麸炒　三棱酒浸一夕　莪茂细剉，每一两用巴豆三十粒，去壳同炒，待巴豆黄色，去巴豆不用　青皮炙　川楝子肉　茴香

上为末醋煮，面糊丸如桐子大，朱砂为衣，每服三十丸，姜盐汤送下或温酒下，无时。

治祟方

喻嘉言曰：杨季登次女，病多汗，食减肌削，诊时手

---

① 坎：疑为“次”字。

② 铄（shuò 朔）：用火熔化固体物。

间心掣肉颤，身倦气怯。余曰此大惊大虚之候，宜从温补者也。遂于补剂中多加茯神、枣仁，投十余剂，全不对病。余为徘徊治法，因自讦①曰：非外感也，非内伤也，非杂证也，虚汗振掉不宁，能受补药而病无增减，且闺中处子，素无家难，其神情浑似丧败之余，此曷故耶。忽而悟曰：此必邪祟之病也。何为？其父不言，甚有可疑。往诊，问其面色，曰时赤时黄。余曰：此证确有邪祟附人脏腑，吾有神药可以驱之。季登才曰：此女每晚睡去，口流白沫，战栗而绝，以姜汤灌至良久方苏，挑灯侍寝防之，亦不能止。因见所用安神药甚当，兼恐婿家传闻，故不敢明告也。余曰：何不早言，吾一剂可愈。乃以犀角、羚羊角、龙齿、虎威骨、牡蛎粉、鹿角霜、人参、黄芪等药合末，令以羊肉半斤，煎取浓汁三盏，尽调其末，一次服之，果得安寝，竟不再发，相传以为神异。余盖以祟附于身，与人之神气交持，亦逼处不安，无隙可去，故用诸多灵物之遗形，引以羊肉之膻，俾邪祟转附骨角，移从大便而出，仿上古遗②精变气、祝繇③遗事而充其义耳。吾乡熊仲纾先生幼男去疾，髫龄④患一奇证，食饮如常，但脉细神呆，气夺色夭。仲翁曰：此何病也？余曰：病名淹牒，《左传》所谓近女室晦，即是此病，彼因近女，又遭室晦，

① 讦（jié 节）：责问。

② 遗：据《素问·移精变气论》，以“移”为是。

③ 祝繇（yóu 由）：祝由。

④ 髫（tiáo 条）龄：幼年。

故不可为，令郎受室晦之邪，而未近女，是可为也。即前方少加牛黄丸，服旬日而安。

灸鬼法见针灸

开骨散

当归五钱　龟板三钱，醋炙研　川芎二钱　妇人发一团，生过子女者

水煎服。

滑胎煎

当归三五钱　川芎七分　杜仲炒，二钱　熟地三四钱　枳壳七分　山药二钱

水二钟，煎八九分，食前①温服。

十全大补汤

人参　白术　茯苓　黄芪　当归　熟地　白芍　川芎各一钱　肉桂　甘草炙。各五分

加姜枣，水煎服。

夺命散

没药　血竭各等分

上研为细末，才产下，便用童便、细酒各半杯，煎一两沸，调下二钱，良久再服，其恶血自下行，便不冲上，免生百病。

① 前：各本均作“煎”，据文义改，下同。

清魂散

泽兰叶　人参各二钱　川芎五钱　荆芥穗一两　甘草二钱

上为末，用温酒、热汤各半杯，调一钱灌之，下咽眼即开，气定即醒。

香桂散

当归　肉桂　川芎各等分

为末，酒调服。

延胡索散

当归　赤芍　生蒲黄　桂心　琥珀　红花　延胡索各等分

上以好醋浸一宿，焙干为末，每服二钱，酒调。

胃关煎

熟地五钱　山药炒，一钱　白扁豆炒，二钱　甘草炙，一钱　焦干姜一钱　白术二钱　吴茱萸五分

水煎服。

大岩蜜汤

当归　熟地　白芍各二钱　干姜　肉桂各一钱　吴茱萸　独活　远志炙　细辛　甘草炙。各八分

水煎服。

小调中汤

茯苓　当归　白芍　陈皮各一钱　白术一钱五分

上作一剂，煎汤服。

枳术汤

枳实二两，炒　白术土炒，二两

加姜水煎服。

生化汤

当归　川芎　丹参　桃仁　红花　姜炭

水酒各半煎。

七珍散

人参　石菖蒲　生地　川芎各一两　细辛一钱　防风　朱砂另研。各五钱

上为细末，每服一钱，薄荷煎汤调服。

人参泽兰叶汤

人参五钱　泽兰叶　丹皮　牛膝各二钱　生地三钱　熟地五钱　藕节五枚

煎，冲童便服。

妙香散

甘草五钱，炒　远志制，去心　山药姜汁炙　茯苓　茯神去木　黄芪炙。各二两　人参　桔梗各五钱　辰砂三钱，另研　麝香二钱，另研　木香一钱五分

上为细末，每服二钱，当归、熟地煎汤调下。

生脉散

人参　麦冬　五味子

竹叶归芪汤

人参　白术土炒　当归　黄芪炙。各二钱　竹叶二十片　甘草炙，五分

上剉，水煎服。

旋覆花汤

旋覆花　赤芍药　荆芥穗　半夏曲　前胡　甘草炙　茯苓　五味子　杏仁去皮尖，麸炒　麻黄各等分

上㕮咀，每服四钱，水一盏半，生姜三片，枣一枚，煎至七分，去滓，食前温服。有汗不宜用。

槐连四物汤

当归　川芎　赤芍　生地　槐花　黄连各一钱。炒　御米壳①五分，去蒂，蜜炙

水煎服。

芍药汤

芍药炒　当归　黄连炒。各五钱　槟榔　木香　甘草炙。各二钱　桂二钱五分　黄芩炒，三钱

每服五钱，水煎。如不减，加大黄。此证又有因中气虚弱，脾气郁结者，治当审察。

真人养脏汤

人参　白术　白芍各二钱　肉桂　肉豆蔻　诃子煨。各一

① 御米壳：即罂粟壳。

钱　木香　甘草　罂粟壳各八分

姜枣煎服。

黄芪当归散

人参　白术土炒　黄芪　当归　白芍各三钱　甘草八分

上剉，加姜枣，水煎服。

涌泉散

白丁香　王不留行　花粉　漏芦各一钱

猪蹄汤煎服。一方有僵蚕。

免怀散

红花　赤芍　归尾　牛膝各二钱

水煎服。

消毒饮

青皮　白芷　当归　柴胡　浙贝母　僵蚕　花粉　金银花　甘草节各等分

水煎服。

立效散

栝蒌实　乳香　没药　当归　甘草　皂角刺

酒煎服。

十六味流气饮

当归　白芍　人参　黄芪　川芎　防风　苏叶　白芷枳壳　桔梗　甘草　槟榔　乌药　厚朴　官桂　木通

水煎服。

连翘饮

防风　玄参各二钱　白蔹　芒硝　大黄　射干各一钱　升麻五分　白芍一钱　甘草五分　杏仁二十粒

加姜，水煎服。

龙胆泻肝汤

生地二钱　木通　车前子各一钱五分　泽泻　黄芩各二钱　当归二钱　黑栀仁　龙胆草各一钱　甘草五分，生　柴胡　灯草一团

水煎服。

独圣散

甜瓜蒂炒黄研末

每服一二钱，酸齑[1]汁或熟水调下，得吐则止，不必尽剂欲吐不吐者，含糖一块即吐。吐时须令闭目以吐能令人目翻也，紧束肚腹。吐不止者，温水调麝香少许，服之即止。

三圣散

防风去芦，三钱　藜芦去苗及心，五分　甜香[2]蒂三钱，炒黄

共为末，每服二三钱，服法同前止藜芦吐者，用浓煎葱汤解之。

---

① 酸齑（jī 基）：切成细末的咸菜。

② 香：疑为“瓜”字之误。

禹功散

黑牵牛头末，四两　茴香一两，炒　或加木香一两

为细末，以生姜自然汁调一二钱，临卧服。

无忧散

黄芪　木通　桑白皮　陈皮各一两　胡椒　白术　木香各五钱　牵牛头末，四两

为细末，以生姜自然汁调三五钱，食后服。

桂苓白术丸

官桂　茯苓　半夏各一两　白术　干姜各二钱五分　橘红去白　泽泻　黄连各五钱　黄柏二两

曲糊丸小豆大，每服三五十丸，食后姜汤下。

桂苓白术散

官桂　茯苓　白术各五钱　甘草　泽泻　石膏　寒水石各一两　滑石二两

为细末，白汤[①]调三钱，食后服，新水[②]生姜汤亦可。

白术调中汤

白术　茯苓　陈皮去白　泽泻各五钱　甘草一两　干姜　官桂　砂仁　藿香各二钱五分

为细末，白汤化蜜少许，调下二钱，无时。若蜜丸，

---

① 白汤：白开水。

② 新水：新汲水。

可每丸重一钱。

涤痰汤

治妇人肥盛者，多不受孕，以身中有脂膜闭塞子宫也，以此汤送后丸药。

当归一两　茯苓四两　川芎七钱五分　白芍药　白术土炒　半夏制　香附米　陈皮　甘草各一两

上作十帖，每帖姜三片，水煎，吞后丸子。

涤痰丸

白术二两，土炒　半夏曲　川芎　香附米各一两　神曲炒　茯苓各五钱　橘红四钱　甘草二钱

上为末，粥丸，每服八十丸，如热者，加黄连、枳实各一两。

导水丸①

大黄　黄芩各二两　滑石　黑丑头末。各四两

① 导水丸：前文亦有本方，药物组成相同，唯无剂量。

校注后记

一、作者生平简介

何梦瑶（1693—1764），字报之，号西池，广东南海云津堡人。清代广东名医。初习儒，雍正八年（1730）进士，其后尝任义宁、阳朔、岑溪、思恩等县县令。因幼时多病，留心医药，并精于医。官思恩时，瘟疫流行，何氏广施方药，存活甚众。晚年辞归故里，专于著述，并热心于教育工作。撰写的医学著作主要有《医碥》《伤寒论近言》《三科辑要》《神效脚气方》《追痨仙方》等。均依据岭南独特的地理气候环境下人体病变的特征，运用经络学说作精确的医理论证，揭示了相关临床治疗的规律和方法，力陈滥用温补之弊。对张仲景、刘河间、李东垣、朱丹溪诸家之医理，叙述详明，并参以个人见解，予人以启发。为清代具有代表性医学人物之一。

二、版本简况

据《中国中医古籍总目》记载，本书仅收入在《医方全书》之中。《医方全书》共十二册，第三册为《追痨仙方》和《妇科良方》。该书仅有民国七年（1918）两广图书局铅印本。两广图书局主人序言曰："何公报之为粤东医界古今第一国手，其所著医书，悉根据南方之地势，南方人之体质，调剂与北方不同，立方与北带亦异，故南带之人民效用其方法，无不百发百中，服其剂无不奏效如神。”该版本仅中国中医科学院图书馆、广西图书馆、成都中医药大学图书馆有藏。

中国中医科学院图书馆所藏版本，无牌记、版框上部横线，高 195mm，宽 135mm，正文每页 11 行，每行 31 字，夹注使用括号，字体同正文，均为印刷体铅字，宣纸，线装。正文无圈点。无缺页、缺字，版面有黑斑。有分卷扉页，红字，卷目，正文有避讳字与特殊字，封面有“中医研究院图书馆藏”章，封底有出版日期及出版者等信息。

调研发现，本书尚有清光绪二十一年（1895）拾芥园木刻本。检索发现《岭南医家妇科学术源流及临证经验整理研究》一文（广州中医药大学 1998 级硕士研究生严峻峻学位论文）中提及：何梦瑶编辑的另一套丛书《三科辑要》中，其“妇科辑要”之内容与《神效妇科良方》一样，只是“妇科辑要”之夹注双行小字，在《神效妇科良方》中用括号括出，字体与正文同样大小。经查阅，情况属实。

据《中国中医古籍总目》记载，《三科辑要》现存以下两种版本：清光绪二十年刻本，国家图书馆有藏；清光绪二十一年刻本，北京中医药大学图书馆、辽宁中医药大学图书馆、上海中医药大学图书馆、白求恩医科大学图书馆、上海图书馆和浙江省中医药研究院图书馆有藏。但经对照，国家图书馆藏本其实也是清光绪二十一年刻本。

《三科辑要》，封面有“广州双门底拾芥园珍藏”字样，共四册，第二册内容为《妇科辑要》，第四册有《妇科辑要》诸方门内容。无牌记，版框四周单边，高260mm，宽125mm，潘湛森序为粗硬体，正文每页10行，每行21字，夹注双行小字，均为硬体，宣纸，线装。正文有圈点。无缺页、缺字，版面有黑斑。有潘湛森序、总目，正文有避讳字与特殊字。

从以上信息可以看出，《妇科良方》原名《妇科辑要》，又名《神效妇科良方》，无单行本，成书于1751年，分别收录于《三科辑要》《医方全书》丛书之中。《三科辑要》序言中虽有“因旧刻漫灭，重刊是编”的字样，但更早的版本未见，故本书目前现存的版本仅有两个，即清光绪二十一年广州拾芥园《三科辑要》刻本和1918年两广图书局《医方全书》铅印本。清光绪二十一年《三科辑要》刻本浙江省中医药研究院图书馆、国家图书馆等有藏，经我们实地考察，证实国家图书馆藏本基本与浙江省中医药研究院图书馆的藏本相同，均为光绪二十一年刻本。故最后确定以浙江省中医药研究院图书馆收藏的清光绪二十一年广州拾芥园《三科辑要》刻本为底本，以中国中医科学院图书馆收藏的1918年两广图书局《医方全书》铅印本为主校本。鉴于《妇科良方》与《医碥》有承接性，《妇科良方》中的某些内容需要参考《医碥》，故选

《医编》为参校本。

三、医著特点

《妇科良方》全书约一万八千余字，著作虽然短小，但内容全面而且充实。何梦瑶善于吸取前贤及同代医学家，如金元医家张子和、朱丹溪，明代王肯堂，清代喻嘉言、亟斋居士的理论精华和学术观点，由博返约，荟萃在自己的医著中，并加以发扬光大。《妇科良方》全书分论证和方药两部分，论证部分包括经期、经行各证、经闭、崩漏、带下、瘕癥痃癖疝痞血瘀血蛊、胎前、临产、难产、产后、乳证、前阴诸证、种子论等十三门，各门又因病因病机、临床表现及治疗方案的不同分为若干证型。全书涵盖了妇科经、带、胎、产的九十余种病证，叙述详略得当，浅显易懂。每一证下大多有论有方，论后即述方治，即便是没有明确分证型的篇幅，如瘕癥痃癖疝痞血瘀血蛊，仅仅一个自然段，也层次分明地简述各自的临床表现特点，然后根据或气或血或痰食积滞之不同而设立相应方剂。

全书载方一百多首（不包括灸鬼法），附于论证之后。需要说明的是，其中有两处记载导水丸方，药物组成完全一致，不同的是一处标有用量，一处则未标用量，我们作为一方统计。而佛手散与芎归汤则不然，虽然药物组成相同，但一方为细末，一方不为末，故以作两方统计。所载方剂基本按照在正文中出现的先后顺序排列，但也不尽然。方剂中所列药物之后大多标有炮炙方法及用量，但亦有小部分仅有药名而已，如四物汤的各化裁方、小柴胡汤、生化汤、生脉散等。凡用作汤剂者基本注有服法及注意事项，其他如散剂、丸剂、膏剂等剂型，则往往有详细的制作说明，便于后人仿效运用。

何氏为岭南人，身处南方炎热多湿地理环境，十分了解岭南湿热之气候特征和当地人民体质的特点，在论治妇科疾病时尤其重视这一点。临床辨证中常见因热、因湿或因痰之证，故治疗上多有清热养阴、祛痰除湿、利水之法，所选方剂如芩连四物汤、知柏四物汤、地骨皮饮、调经升阳除湿汤、清白散、导水丸、茯苓导水汤等等，在经期、经行各证、崩漏、带下、胎前等各章节中均有叙述。例如治疗带下病的清白散用黄柏、生地、白芍清热燥湿，凉血养阴，椿皮燥湿止带，贝母清化痰湿，少佐炮姜缓他药寒凉之性并能燥湿，甘草调和诸药，全方清热燥湿而不忘养阴，足见作者对妇科病辨证论治的娴熟技巧，和因地制宜的临床特色。

四、学术思想及对后世的影响

是书以《医宗金鉴·妇科心法要诀》为蓝本，目录基本参《金鉴》的顺序编排，只有将“种子论”放在篇末；另将“热入血室”“梦与鬼交”附于“经期”门和“胎前”门，不另设杂症一门。在“临产”门中增加了气血凝滞难产、横生侧生倒生、绊肩、坐碍、子宫脱出的处理方法。书中论述大部分与《金鉴》一致，有些地方还根据临证经验加入了自己的观点，所列每一证下有论有方，叙述浅显易懂，论后即述方治，比《金鉴》更容易掌握，临证索方，切实可行。

1. 临证四诊合参，尤重望、问二诊

何梦瑶十分注重望面色及舌诊在诊断妇科疾病、判断病情预后上的作用。巢元方《诸病源候论·产难候》中有据孕妇面、舌预测孕母胎儿存亡的叙述，而何梦瑶在此基础上又有发展。如他在“子死腹中”门中写道：“凡孕妇凶危之证，欲知子母存亡，但看孕妇。面赤舌青，腹冷如冰，口出秽气者，其子必死；若面青舌赤者，其母必亡；面舌俱青，口角两边流涎沫者，母子俱不能保。”这一据其多年临床实践总结出的经验，比巢氏理论更具体，在当时的医疗条件下，更具指导意义。对于望面色及舌诊，在本书堕胎、产后血晕、遍身痛、头痛等各节中有多处提及，并据此作出诊断，提出治疗方药。如“面黄唇白者，脱血也，急宜独参汤。”“产后眩晕昏迷，有因恶血停瘀上攻而然者，面唇必红赤，佛手散。”何梦瑶特别重视经行各证的问诊，云“妇人病须问经候”，善于根据经量、经色、经质来辨别经病之寒热虚实。如论治月经先期，何氏云：“若下血多，色深红而浊者，为实为热，实者血有余也，芩连四物汤。若下血少，色深红而浊，则为热为虚，虚者血不足也，地骨皮饮。血滞者，姜芩四物汤。血多色清淡者，实而无热也，胶艾四物汤。血多有块，色紫稠黏腹痛者，实而兼瘀也，桃红四物汤。若血少，色浅淡而清者，为虚且寒，乃气不摄血，故先期而来，非热逼也，当归补血汤，圣愈汤。”

对于腹痛的诊断何梦瑶也很有经验：“若经后痛者，则为气血虚弱；若经前痛者，则为气血凝滞。先胀后痛，及胀多者，气滞血也；先痛后胀，及痛多者，血滞气也。”可见何梦瑶在妇科诊断方面有着扎实的功底。

2. 重视情志理论，擅长从肝论治

女子以肝为先天，肝气疏泄有助气机调畅，气血和调，脾胃健运，调节妇女的月经和孕产等正常生理活动。反之，如肝气郁滞，或暴怒、郁怒伤肝，则可变生百病。何梦瑶认识到妇科病与肝的关系密切，故治疗上往往采用疏肝、行气、开郁等方法，方剂如逍遥散、加味逍遥散（即逍遥散加丹皮、栀子）。如在“室女师尼寡妇经闭”中曰：“此四等人常有情志不遂之病，其脉弦出寸口者是也，逍遥散加香附、泽兰叶、丹皮、生地、郁金、黑栀、黄芩以清热开郁。”再如“经断复来”：“若因怒气伤肝，肝不藏血者，逍遥散。”又如衄血便血血崩：“若因暴怒伤肝，血妄行者，逍遥散。”在一些外阴病证中，他也经常运用此类治法取效。如阴中痛：“有痛极手足不能舒伸者，内服逍遥散加丹皮、栀子。”阴疮：“溃烂出水者，加味逍遥散。”阴痒：“湿热生虫也，加味逍遥散加槐实、白蔹。”

纵观全书，用逍遥散或加味逍遥散所治疗的病证，包括了月经病、带下病、产后病、外阴病等，不下数十种。

在治病过程中，何梦瑶善于恰当地运用抚慰方法来安抚病人，重视良好的精神状态在疾病过程中的积极作用，如在“临产”中说：“嘱令宽心，勿致忧而气结，惊而气散，更不许收生婆妄言恐吓及人多语杂，令其惊恐也。”在难产“盘肠”中又以这种情况是“恒有之，勿慌”来安慰病人与家属，避免病人因惊慌失措而变生他症，加重病情。

由于气机郁滞而致聚痰生湿，食积血瘀等证，他推崇张子和的汗、吐、下三法，在“种子论”中引用了张氏的“吐、汗、下三法，行则天下无不孕之妇”，抨击了一味应用温补方法的时弊。他认为：“气不运则热郁痰生，血停食积，种种阻塞于中矣，人身气血贵通而不贵塞，非三法何由通乎？”

3. 因地因人制宜，凸显岭南地方特色

《素问·异法方宜论》曰：“南方者，天地所长养，阳之所盛处也。其地下，水土弱，雾露之所聚也。”岭南位于我国南部，居东亚季风气候区南部，具有热带、亚热带季风海洋性气候特点，全年气温较高，加上雨水充沛，所以炎热而潮湿，故其民常易感受湿热之邪为病，而热伤气阴，湿易困脾，又多气阴两虚体质、脾湿体质。何梦瑶身为岭南医家，对此有很深的认识，对妇科疾病的辨证论治不仅因人制宜，还能凸显浓郁的岭南特色，因地制宜。他推崇河间、丹溪之学，认为“凡病多火”，并在运用祛湿药方面有着丰富的经验，在论治妇科疾病时他也注意到了这一点，其中对湿热下注论述详细。认为如阴肿、阴中痛、阴痒、阴挺、阴疮诸证，多是由湿热下注引起，方以龙胆泻肝汤为主，辅以加味逍遥散。这里突出了岭南妇女患前阴病，很大一部分是缘于湿热，治疗上也更注重清热祛湿养血，用龙胆草、柴胡、黄芩、栀子、丹皮、防风、白蔹、四物汤等，并且制备了多种外用方，或熏洗，或水洗，或纳阴中，以治疗湿热下注。

如论崩漏，他强调指出：“更有因湿热者，热用知柏四物汤或荆芩四物汤，湿用调经升阳除湿汤。”又如论经行兼带下病，何氏云：“不论经行时见及前后见，但臭秽黏腻者，湿热也，若形清腥秽，寒湿也，从白带门求治法。”所有这些，何梦瑶均分证论治，并无偏主，说明他在临床上是比较客观地进行辨证论治的。

综上所述，何氏虽不是专门从事妇科的医生，但其撰写的妇科医著则是他毕生临床经验的总结，是在继承先贤妇科学文献基础上进行研究的结果，包含着岭南医家治疗妇科疾病的实践经验，并体现了岭南的地方特色。何氏根据岭南独特的地理气候环境下人体病变的特点，认为诊治女科经带胎产病的用药与北方地区有所不同，用其丰富的医疗经验和高超的医疗技术造福于当地百姓，疗效为社会所公认。“南带之人民效用其方法，无不百发百中，服其剂无不奏效如神”，足以证明本书弥足珍贵。

总 书 目

医　　经

基础理论

伤寒金匮

伤寒论类方
伤寒论特解
伤寒论集注（徐赤）
伤寒论集注（熊寿试）
伤寒微旨论
伤寒溯源集
订正医圣全集
伤寒启蒙集稿
伤寒尚论辨似
伤寒兼证析义
张卿子伤寒论
金匮要略正义
金匮要略直解
高注金匮要略
伤寒论大方图解
伤寒论辨证广注
伤寒活人指掌图
张仲景金匮要略
伤寒六书纂要辨疑
伤寒六经辨证治法
伤寒类书活人总括
张仲景伤寒原文点精
伤寒活人指掌补注辨疑

诊　　法

脉微
玉函经
外诊法
舌鉴辨正
医学辑要
脉义简摩
脉诀汇辨
脉学辑要
脉经直指
脉理正义
脉理存真
脉理宗经
脉镜须知
察病指南
崔真人脉诀
四诊脉鉴大全
删注脉诀规正
图注脉诀辨真
脉诀刊误集解
重订诊家直诀
人元脉影归指图说
脉诀指掌病式图说
脉学注释汇参证治

针灸推拿

针灸节要
针灸全生
针灸逢源
备急灸法
神灸经纶
传悟灵济录
小儿推拿广意
小儿推拿秘诀
太乙神针心法
杨敬斋针灸全书

本　　草

药征
药鉴
药镜
本草汇
本草便
法古录
食品集
上医本草
山居本草
长沙药解
本经经释
本经疏证
本草分经
本草正义
本草汇笺
本草汇纂
本草发明
本草发挥
本草约言
本草求原
本草明览
本草详节
本草洞诠
本草真诠
本草通玄
本草集要
本草辑要
本草纂要
药性提要
药征续编
药性纂要
药品化义
药理近考
食物本草
食鉴本草
炮炙全书
分类草药性
本经序疏要
本经续疏
本草经解要
青囊药性赋
分部本草妙用
本草二十四品
本草经疏辑要
本草乘雅半偈
生草药性备要
芷园臆草题药
类经证治本草
神农本草经赞
神农本经会通
神农本经校注
药性分类主治
艺林汇考饮食篇
本草纲目易知录
汤液本草经雅正
新刊药性要略大全
淑景堂改订注释寒热温平药性赋
用药珍珠囊　珍珠囊补遗药性赋

方　书

医便
卫生编
袖珍方
仁术便览
古方汇精
圣济总录
众妙仙方
李氏医鉴
医方丛话
医方约说
医方便览
乾坤生意
悬袖便方
救急易方
程氏释方
集古良方
摄生总论
摄生总要
辨症良方
活人心法（朱权）
卫生家宝方
见心斋药录
寿世简便集
医方大成论
医方考绳愆
鸡峰普济方
饲鹤亭集方
临症经验方
思济堂方书
济世碎金方
揣摩有得集
亟斋急应奇方
乾坤生意秘韫
简易普济良方
内外验方秘传
名方类证医书大全
新编南北经验医方大成

临证综合

医级
医悟
丹台玉案
玉机辨症
古今医诗
本草权度
弄丸心法
医林绳墨
医学碎金
医学粹精
医宗备要
医宗宝镜
医宗撮精
医经小学
医垒元戎
证治要义
松厓医径
扁鹊心书
素仙简要

慎斋遗书
折肱漫录
济众新编
丹溪心法附余
方氏脉症正宗
世医通变要法
医林绳墨大全
医林纂要探源
普济内外全书
医方一盘珠全集
医林口谱六治秘书
识病捷法

温　病

伤暑论
温证指归
瘟疫发源
医寄伏阴论
温热论笺正
温热病指南集
寒瘟条辨摘要

内　科

医镜
内科摘录
证因通考
解围元薮
燥气总论
医法征验录
医略十三篇
琅嬛青囊要
医林类证集要
林氏活人录汇编
罗太无口授三法
芷园素社痎疟论疏

女　科

广生编
仁寿镜
树蕙编
女科指掌
女科撮要
广嗣全诀
广嗣要语
广嗣须知
孕育玄机
妇科玉尺
妇科百辨
妇科良方
妇科备考
妇科宝案
妇科指归
求嗣指源
坤元是保
坤中之要
祈嗣真诠
种子心法
济阴近编
济阴宝筏
秘传女科

儿　　科

外　　科

伤　　科

眼　　科

养性轩临证医案

养新堂医论读本

祝茹穹先生医印

谦益斋外科医案

太医局诸科程文格

古今医家经论汇编

莲斋医意立斋案疏

医　史

医学读书志

医学读书附志

综　合

元汇医镜

平法寓言

寿芝医略

杏苑生春

医林正印

医法青篇

医学五则

医学汇函

医学集成

医学辩害

医经允中

医钞类编

证治合参

宝命真诠

活人心法（刘以仁）

家藏蒙筌

心印绀珠经

雪潭居医约

嵩厓尊生书

医书汇参辑成

罗氏会约医镜

罗浩医书二种

景岳全书发挥

新刊医学集成

寿身小补家藏

胡文焕医书三种

铁如意轩医书四种

脉药联珠药性食物考

汉阳叶氏丛刻医集二种